TROISIÈME PARTIE.

MALADIES

DES ENFANS.

AVERTISSEMENT.

Notre ouvrage étant, principalement, destiné à ceux qui se livrent d'une manière toute spéciale à la pratique des accouchemens, nous ne traiterons, dans cette troisième partie, que des maladies dont l'enfant peut être affecté en venant au monde, ou peu de temps après sa naissance. Celles qui surviennent plus tard appartiennent à la médecine en général et ne doivent pas trouver place ici.

L'ordre que nous suivrons dans l'exposition des matières diffère peu de celui qui a été adopté par la plupart des auteurs, et, en particulier, par MM. Gardien, Capuron, Maygrier et Dugès.

Dans un premier chapitre, nous exposerons

les différens vices de conformation que l'enfant peut apporter en naissant.

Dans un second chapitre, nous traiterons des maladies que l'enfant a pu contracter, lorsqu'il était encore renfermé dans le sein de sa mère.

Dans un troisième chapitre, nous nous occuperons spécialement des lésions qui peuvent être le résultat du travail de l'accouchement lui-même.

Dans un quatrième chapitre, enfin, nous présenterons le tableau des maladies qui se manifestent le plus communément peu de temps après la naissance.

TROISIÈME PARTIE.

MALADIES DES ENFANS.

CHAPITRE Ier.

VICES DE CONFORMATION

Que l'enfant peut apporter en naissant.

DES MONSTRUOSITÉS EN GÉNÉRAL.

A l'exemple de M. Andral, nous diviserons en trois classes différentes les monstruosités que certains fœtus apportent en naissant. Dans la première, nous placerons celles par excès de développement; dans la seconde, celles par défaut de développement; dans la troisième, celles par disposition insolite des organes.

Monstruosités par excès de développement. Certains fœtus naissent avec des doigts et des orteils surnuméraires; avec augmentation dans le nombre des vertèbres, des côtes et des muscles; avec une double langue, un double œsophage, un double duodénum ; d'autres présentent tout à la fois les organes du sexe masculin et du sexe féminin ; d'autres ont deux pénis, deux clitoris, quatre vésicules séminales, trois, quatre ou cinq mamelles, deux cœurs (*Winslow*), deux aortes, deux ou trois pieds sortis d'une même jambe ; d'autres, enfin, ont le canal intestinal divisé en deux portions qui se terminent chacune à un anus particulier ; les organes urinaires peuvent aussi être doubles.

Quelquefois, les monstruosités par excès de développement consistent dans l'addition d'une portion de fœtus à un fœtus bien conformé, ou dans la fusion plus ou moins complète de deux fœtus.

Ainsi, au rapport de M. Andral, on a vu une tête de fœtus placée sur le sommet de la tête d'un autre fœtus : on a vu aussi une tumeur, ayant la forme d'un abdomen, accolée à un enfant d'ailleurs bien conformé.

Lorsqu'il y a fusion de deux fœtus, on peut rencontrer une tête simple pour deux corps (*monocéphalie*) (1), une tête double pour un seul corps (*dicéphalie*); enfin, la tête et le corps peuvent être doubles. Quant aux extrémités, elles sont quelquefois au nombre de trois ou quatre supérieurement et inférieurement (2).

Les parties surnuméraires, ainsi que l'observe M. Andral, peuvent ne consister qu'en un tronçon informe ; d'autres fois, elles sont bien configurées extérieurement ; mais si on en fait la dissection, on trouve en moins ou des os, ou des muscles, ou des tendons, etc.

D'après Meckel, les monstruosités par excès de dévelop-

(1) M. Andral observe que, lorsqu'une seule tête surmonte deux corps, on trouve fréquemment qu'elle résulte de la fusion de deux autres têtes ; de même l'existence d'un seul corps n'est souvent qu'apparente.

(2) Ces membres surnuméraires n'ont pas une position fixe : ils peuvent naître au dessus, au dessous, en avant ou en arrière du membre normal, ou même, naître de lui.

pement sont plus fréquentes dans les parties supérieures du corps que dans les inférieures. D'après le même auteur, les monstres du sexe féminin sont beaucoup plus communs que ceux du sexe opposé : sur quatre-vingts monstres, soixante étaient du sexe féminin. Certains vices de conformation paraissent être héréditaires.

Monstruosités par défaut de développement. On a vu des fœtus privés d'œsophage, d'estomac, de gros intestins, de diaphragme, d'appareil urinaire (*Fleishmann*), de cerveau (*anencéphalie*), de tête (*acéphalie*), de cou, de thorax, d'extrémités supérieures ou inférieures, d'organes génitaux externes, d'yeux, de paupières, de nez, de palais, d'une partie du système artériel, etc.

On doit rapporter aux monstruosités par défaut de développement les divisions, les ouvertures contre nature, qui toutes s'expliquent par un arrêt de développement (*Andral*). De ce nombre sont l'absence partielle ou totale des parois des grandes cavités, le bec-de-lièvre, l'écartement des os du palais, l'hypospadias, l'union immédiate des mains aux épaules, ou des pieds au bassin.

Ici encore se rapportent les monstruosités qui résultent de l'oblitération des ouvertures naturelles, telles que l'anus, l'urèthre, la pupille, les sinus frontaux et maxillaires, les ventricules du cerveau, et ceux qui résultent de la réunion anormale de parties ordinairement distinctes, comme la fusion des deux yeux vers le milieu de la face (ce qui constitue la *cyclopie*), la fusion des oreilles, etc.

Monstruosités par disposition insolite des organes. Ici se rangent tout naturellement les transpositions partielles ou générales des organes ; les anomalies d'origine des artères et des veines, etc.

Causes. D'après M. Andral, la plupart des monstruosités doivent être rapportées à un vice de développement, et ce n'est que dans des cas assez rares que les maladies jouent un rôle principal dans la production des difformités du fœtus.

M. Geoffroi Saint-Hilaire admet dans certains cas l'existence d'une action mécanique ; il regarde aussi certaines adhérences comme étant une cause fréquente des vices de conformation du fœtus.

Il est inutile de dire que l'imagination des femmes n'a pas, sur la production des monstruosités, l'influence qu'on lui a autrefois attribuée ; seulement il est possible que de fortes émotions morales éprouvées par la mère apportent quelques troubles dans la nutrition et par suite dans le développement du fœtus.

DES RÉTRÉCISSEMENS.

DE L'ÉTROITESSE CONGÉNIALE DES PAUPIÈRES.

Les enfans naissent quelquefois avec les paupières réunies dans une étendue plus ou moins considérable, de telle sorte que la vision est rendue difficile ou même impossible.

L'adhérence peut avoir lieu de deux manières, ou par la présence d'une membrane intermédiaire, ou par le rapprochement immédiat du bord libre des paupières. Elle peut d'ailleurs être simple ou compliquée.

L'opération qui doit rétablir les parties dans leur état normal peut être faite au moment de la naissance. Elle est généralement peu dangereuse et réussit presque toujours, surtout quand l'adhérence est simple. En opérant de bonne heure, on rend à l'enfant l'un des sens les plus utiles au développement de ses facultés intellectuelles.

La division des paupières doit être faite de la manière suivante : on glisse une sonde cannelée au devant de l'œil, afin de ne pas le blesser, et on incise sur elle avec des ciseaux ou un bistouri ; il faut prendre bien garde d'intéresser les points lacrymaux, car l'enfant resterait sujet à un larmoiement continuel et involontaire.

L'opération étant terminée, on prévient la formation de nouvelles adhérences en isolant les lèvres de la plaie, au moyen de bandelettes enduites de cérat.

S'il existait des adhérences entre les paupières et le globe de l'œil, on les détruirait avec précaution, et on s'opposerait à leur rétablissement en faisant de fréquentes injections.

Lorsque les adhérences ont pour siége la cornée transparente, la vision ne se rétablit presque jamais.

DE L'ÉTRE[illegible] CONGÉNIALE DES NARINES.

L'ouverture des narines est quelquefois tellement étroite, chez les enfans qui viennent de naître, que le passage de l'air ne s'effectue qu'avec une extrême difficulté.

Il importe de remédier à ce vice de conformation, afin de rendre à la respiration toute sa liberté, et aussi, pour empêcher que par suite la parole ne soit, comme on le dit, nasillarde.

L'opération à faire consiste à pratiquer une incision dans le sens connu des narines, et à maintenir l'ouverture béante au moyen de mèches ou de canules.

Si une hémorrhagie venait à se manifester, on aurait recours à l'introduction d'un tampon, qu'on laisserait en place jusqu'au moment ou la suppuration commencerait à s'établir.

DE L'ÉTROITESSE CONGÉNIALE DE L'OUVERTURE DE LA BOUCHE.

L'ouverture de la bouche est quelquefois tellement étroite, au moment de la naissance, qu'elle ne peut remplir ses fonctions que d'une manière très-imparfaite.

Ce vice de conformation doit être corrigé de suite, car il nuit essentiellement au développement de l'enfant.

L'opération à pratiquer consiste à inciser chacun des côtés de l'ouverture jusqu'à ce que la bouche ait acquis ses dimensions normales. Il faut tâcher de ne pas intéresser les artères coronaires.

On place, ensuite, entre les lèvres de la plaie, des bandelettes de linge enduites de cérat, ou des lames de plomb. On peut aussi se servir de crochets d'argent mousses et planes, attachés à des fils que l'on coud derrière la tête, et qui, placés dans les commissures, les tiennent convenablement écartées (1).

DE L'ÉTROITESSE CONGÉNIALE DES CONDUITS AUDITIFS EXTERNES.

Cette étroitesse peut être le résultat du prolongement et du rapprochement de l'anthélix, du tragus, et de l'anti-tragus ; dans d'autres cas, c'est la portion osseuse même du conduit qui est naturellement trop étroite, au point qu'il y a quelquefois contact presque immédiat entre les parois opposées : on cite un cas dans lequel le conduit auditif pouvait à peine admettre une aiguille (2).

(1) *Nouv. Élém. de Pathol. médic. chirurg.*
(2) *Idem.*

Lorsque l'étroitesse tient au développement trop considérable des éminences de l'oreille, on fait disparaître le vice de conformation en excisant ces éminences.

L'étroitesse naturelle de la portion osseuse du conduit est au-dessus des ressources de l'art.

DE L'ÉTROITESSE CONGÉNIALE DU PRÉPUCE.

Cette étroitesse, à laquelle on reconnaît plusieurs degrés, peut être portée assez loin pour que l'urine, ne s'écoulant au dehors qu'avec une extrême difficulté, s'amasse entre le prépuce et le gland, et détermine les mêmes accidens que dans le cas où l'ouverture manque entièrement.

L'opération qui doit rétablir les parties dans leur état naturel est alors indispensable. Cette opération est la même que celle qu'on pratique dans le cas d'imperforation. (*Voy. cet article.*)

DE L'ÉTROITESSE CONGÉNIALE DE L'URÈTHRE.

Cette étroitesse peut être assez considérable pour que l'urine ne sorte que goutte à goutte, et avec une extrême difficulté; alors les enfans souffrent continuellement, et font à chaque instant des efforts pour uriner.

Il importe de remédier de bonne heure à ce vice de conformation, sans quoi le séjour prolongé de l'urine dans la vessie et la distension forcée qui en est la suite ne manqueraient pas d'entraîner les plus graves accidens.

Si l'étroitesse n'était pas portée très-loin, il suffirait, pour obtenir une dilatation convenable, d'introduire dans le canal des bougies de volume gradué. Dans le cas contraire, on serait obligé d'agrandir l'ouverture au moyen du bistouri boutonné, ou du bistouri pointu conduit sur une sonde cannelée.

DE L'ÉTROITESSE CONGÉNIALE DE LA VULVE.

Les petites filles naissent quelquefois avec une telle étroitesse de la vulve qu'une opération devient indispensable. Mais ici, à moins que l'écoulement des urines soit empêché, ce n'est qu'à l'âge de la puberté qu'on doit rendre à la vulve ses dimensions normales, afin que le sang des règles s'écoule librement au dehors, et que la femme puisse, par suite, accoucher facilement.

L'opération à pratiquer est la même que dans le cas d'imperforation complète. Le traitement consécutif ne présente non plus aucune différence.

DE L'ÉTROITESSE CONGÉNIALE DU VAGIN.

Ce vice de conformation qui n'occasione, après la naissance, aucune espèce d'accident, n'est ordinairement reconnu qu'à l'âge de puberté ; nous ne devons donc pas en traiter ici. (Voyez page 33.)

DE L'ÉTROITESSE CONGÉNIALE DU RECTUM.

L'enfant naît quelquefois avec un ou plusieurs rétrécissemens du rectum, lesquels peuvent occasioner la rétention des matières stercorales, et donner lieu, par suite, aux mêmes accidens que l'imperforation de l'anus.

On parvient, dans certain cas, à redonner à l'intestin ses dimensions normales, en y introduisant des mèches dont on gradue chaque jour le volume. Dans d'autres cas, on est obligé d'avoir recours à l'instrument tranchant.

DE L'ÉTROITESSE CONGÉNIALE DE L'ANUS.

Les enfans naissent quelquefois avec une étroitesse de l'anus telle que les matières contenues dans les intestins ne peuvent s'écouler au dehors qu'avec une extrême difficulté.

S'il ne survient aucun accident, on peut se contenter de dilater graduellement l'ouverture au moyen de mèches ou de canules : mais si l'enfant est tourmenté par la rétention des matières, si le ventre augmente de volume et devient douloureux, il faut ne pas hésiter à inciser le pourtour de l'anus ; sans quoi, les accidens augmenteraient d'intensité, et le petit malade ne tarderait pas à succomber.

Après l'opération, il convient de placer des mèches dans l'ouverture, et d'en continuer l'usage jusqu'à parfaite guérison.

DES OCCLUSIONS ET IMPERFORATIONS.

DE L'OCCLUSION DES PUPILLES.

Cette occlusion peut être le résultat de la persistance de la membrane pupillaire, ou d'une inflammation survenue du côté de l'iris ; elle peut aussi tenir à l'interposition de quelque caillot de sang, ou de quelque portion de pus concrété dans cette ouverture (1).

Ce vice de conformation, quelle qu'en soit la cause, ne peut être corrigé qu'au moyen de l'opération qui consiste à pratiquer une pupille artificielle. Toutefois, on ne doit pas se presser d'agir, lorsque l'occlusion tient à la présence de la membrane pupillaire, car l'expérience démontre que cette membrane peut disparaître d'elle-même au bout d'un temps très-court.

(1) *Nouv. Élém. de Pathol. méd. chirurg.*

DE L'OCCLUSION DES PAUPIÈRES.

Les paupières peuvent être unies ensemble dans toute leur étendue, et priver complètement l'enfant du sens de la vue.

Ici, comme dans le cas d'étroitesse congéniale, l'adhérence peut avoir lieu au moyen d'une membrane intermédiaire, ou par le rapprochement immédiat du bord libre des paupières. Elle peut aussi être simple ou compliquée.

Le traitement est absolument le même que celui de l'étroitesse congéniale : seulement, comme il n'existe pas d'ouverture, il faut, lorsqu'on veut pratiquer l'opération, commencer par soulever les paupières avec une pince, vers le petit angle de l'œil, et faire là une petite excision qui puisse permettre d'introduire une sonde cannelée, pour terminer l'opération comme il a été dit au sujet de l'étroitesse (*Voyez* page 510).

DE L'OCCLUSION DES NARINES.

Les narines peuvent être fermées, 1° par la présence d'une membrane; 2° par l'adhérence de l'aile du nez à la cloison; 3° par celle de la lèvre supérieure à la base du nez; 4° par l'adhésion de leur bord.

Les enfans qui naissent avec ce vice de conformation ne peuvent respirer que par la bouche, et sont très-sujets aux inflammations de la gorge et des bronches.

L'opération à pratiquer consiste à rétablir l'ouverture des narines au moyen de l'instrument tranchant, et à la maintenir béante à l'aide de mèches ou de canules, dont l'usage doit être continué jusqu'à complète cicatrisation.

DE L'OCCLUSION DE LA BOUCHE.

L'ouverture de la bouche peut être complètement fermée au moment de la naissance. Les lèvres sont alors unies, comme le dit M. Gardien, par le moyen d'une simple pellicule membraneuse, ou bien elles sont agglutinées immédiatement et se touchent à nu.

L'occlusion de la bouche est incompatible avec la vie de l'enfant, et on ne saurait mettre trop d'empressement à y remédier.

Le traitement est le même que pour l'étroitesse congéniale; seulement, lorsqu'il s'agit de l'opération, il faut commencer par pratiquer vers l'une des commissures une petite ouverture qui devra servir de passage à la sonde cannelée ou au bistouri boutonné.

S'il existait des adhérences entre la face interne des lèvres et les gencives, on les détruirait avec précaution et on s'opposerait à leur reproduction en faisant de fréquentes injections, ou en plaçant entre les surfaces de la plaie des bandelettes de linge ou des lames de plomb.

DE L'OCCLUSION DES CONDUITS AUDITIFS EXTERNES.

Cette occlusion peut tenir à la présence d'une membrane placée de champ à l'entrée du canal ou dans sa profondeur. Elle peut être aussi le résultat du rapprochement et de la réunion des parois du conduit.

L'occlusion des oreilles peut entraîner, par suite, le mutisme, et doit être traitée aussitôt après la naissance.

Si le vice de conformation tient à la présence d'une membrane placée de champ, il faut inciser crucialement cette dernière, et avoir ensuite recours à l'introduction de mèches ou de canules jusqu'à parfaite guérison.

Si les parois du canal se trouvaient exactement réunies, le succès de l'opération serait très-douteux. Cependant on devrait essayer de rétablir le conduit en pratiquant une ponction que l'on maintiendrait dilatée comme il a été dit précédemment.

DE L'IMPERFORATION DU PRÉPUCE.

Lorsque l'enfant vient au monde avec ce vice de conformation, ses urines, au lieu de s'écouler au dehors, s'épanchent entre le gland et le prépuce, où elles forment une tumeur ordinairement molle et fluctuante, mais qui se tend toutes les fois que le besoin d'uriner se fait sentir.

Si on ne se hâte pas de recourir à l'opération qui doit rétablir le libre cours des urines, ces dernières ne tardent pas à s'infiltrer dans le tissu cellulaire de la verge et du scrotum, et la vie du petit malade est mise dans le plus grand danger.

Opération. Lorsque le prépuce a plus de longueur qu'il ne doit en avoir, il convient de pratiquer la circoncision; dans le cas contraire, on se borne à faire une incision. On panse simplement; et, s'il survient des accidens inflammatoires, on les combat par les antiphlogistiques.

DE L'IMPERFORATION DE L'URÈTHRE.

L'extrémité antérieure de l'urèthre peut être entièrement oblitérée chez l'enfant qui vient de naître. Tantôt la place que devrait occuper l'ouverture est marquée par un petit sillon; d'autres fois on n'en aperçoit aucune trace.

On reconnaît que l'imperforation n'occupe que la partie

antérieure du canal par la distension plus ou moins grande qui existe derrière l'obstacle au moment où l'enfant fait effort pour uriner. La vessie est d'ailleurs distendue, et fait par dessus les pubis une tumeur plus ou moins volumineuse. L'enfant éprouve de vives souffrances et court des dangers réels.

On remédie à ce vice de conformation en plongeant la pointe d'un bistouri étroit au milieu du gland, dans le moment où le canal est rempli par l'urine. On maintient ensuite l'ouverture béante en y introduisant des bougies.

Lorsque l'imperforation s'étend à une grande partie ou à la totalité du canal, on parvient quelquefois, chez l'enfant du sexe féminin seulement, à rétablir les voies, en plongeant la lame d'un bistouri ou un trois-quarts dans la direction du canal et jusque dans la vessie. Mais chez l'enfant du sexe opposé, la chose est impraticable, et, si la nature ne fournit pas aux urines une voie artificielle, en conservant l'ouraque, par exemple, on est obligé d'en venir à la ponction de la vessie (1) soit à travers le vagin, soit par dessus le pubis; mais, alors, quoi qu'on fasse, et bien qu'on soit parvenu à procurer aux urines un libre écoulement, les enfans périssent presque toujours.

DE L'IMPERFORATION DE LA VULVE.

Les petites filles naissent quelquefois avec une imperforation complète de la vulve. Les deux grandes lèvres sont intimement unies dans tous leurs points, et les urines ne peuvent pas s'écouler au dehors. Il faut alors, de toute nécessité, pratiquer une incision dans la direction et dans l'étendue connues de la vulve, sans quoi l'enfant se trouverait exposé à tous les dangers que peut entraîner la rétention des urines dans l'intérieur de la vessie.

(1) On entretient cette ponction ouverte, en y introduisant des sondes ou de petites canules.

Une fois l'opération pratiquée, on panse de manière à ce que les deux lèvres de la plaie se cicatrisent isolément.

S'il survenait quelques symptômes inflammatoires, on les combattrait par les moyens accoutumés.

DE L'IMPERFORATION DU VAGIN.

Cette imperforation qui est, le plus souvent, bornée à l'entrée du canal, tient ou à la présence de la membrane hymen qui forme une cloison complète, ou bien encore à la réunion immédiate des bords de l'ouverture.

Il arrive quelquefois aussi que le vagin est imperforé dans un point quelconque de sa longueur, ou même dans toute son étendue.

On ne s'aperçoit ordinairement de ces différens vices de conformation qu'à l'âge de puberté, parce qu'alors seulement la rétention des menstrues cause des accidens qui mettent dans la nécessité d'examiner les parties génitales. (*Voyez* pages 33 et 314.)

DE L'IMPERFORATION DU RECTUM.

Le rectum peut être oblitéré par suite de l'adhérence intime de ses parois entre elles, ou bien encore par la présence d'une membrane située de champ dans un point quelconque de son étendue.

Ce vice de conformation est souvent méconnu à cause de la bonne conformation de l'anus qui empêche de le soupçonner. Le moyen le plus sûr de le découvrir consiste à introduire un doigt ou plutôt une sonde mousse dans l'intérieur du rectum.

Une fois reconnue, l'oblitération doit être détruite par

une opération. S'agit-il d'une cloison membraneuse, on l'incise crucialement au moyen d'un bistouri étroit ou d'un pharyngotome. S'agit-il, au contraire, d'un rétrécissement circulaire de l'intestin, il est plus convenable de se servir d'un trois-quarts, dont on ne fait saillir la pointe que lorsqu'on est arrivé à l'obstacle; on agrandit ensuite la ponction à l'aide d'un bistouri boutonné.

Une fois l'opération terminée, on introduit dans l'intestin des mèches dont on augmente graduellement le volume, et on en continue l'usage jusqu'à parfaite cicatrisation.

DE L'IMPERFORATION DE L'ANUS.

L'enfant naît quelquefois avec une imperforation complète de l'anus, qui s'oppose à l'issue des matières stercorales, et donne lieu à des accidens qui ne manquent pas de devenir fâcheux lorsqu'on ne se hâte pas de recourir à l'opération. Celle-ci d'ailleurs réussit d'autant mieux qu'on la pratique plus tôt.

Si l'imperforation tient à la présence d'une membrane, on incise crucialement cette dernière; mais, si le vice de conformation est le résultat de la réunion des bords de l'anus, on commence par plonger un trois-quarts jusque dans la cavité du rectum, et on agrandit ensuite la ponction au moyen de l'instrument tranchant.

On maintient l'ouverture béante par l'introduction de mèches ou de canules.

Si on ne réussissait pas à rétablir le cours des matières, on se hâterait de pratiquer un anus contre nature. (*Voyez* l'art. *Absence du rectum.*)

DES ADHÉRENCES CONTRE NATURE.

DES ADHÉRENCES DE LA LANGUE AUX GENCIVES ET AUX JOUES.

La langue, chez l'enfant qui vient de naître, se trouve quelquefois fixée aux gencives ou aux joues par une ou plusieurs brides membraneuses; d'autres fois, l'organe est fixé par une espèce de bourrelet et d'une manière intime à la paroi inférieure de la bouche. Ces adhérences s'opposent constamment aux mouvemens de la langue, et rendent presque toujours la succion impossible : elles doivent donc être aussitôt détruites à l'aide d'un bistouri boutonné ou de ciseaux mousses.

Les mâchoires seront maintenues écartées, pendant l'opération, au moyen d'un bouchon placé entre elles, et l'opérateur saisira, autant que possible, la langue entre le pouce et l'indicateur de la main gauche. S'il survenait une hémorrhagie, on l'arrêterait à l'aide des styptiques ou du cautère actuel. Ordinairement, les mouvemens de la langue s'opposent efficacement à la reproduction des adhérences; dans le cas contraire, on devrait promener de temps à autre, entre les surfaces, un stylet boutonné ou tout autre corps arrondi.

DU PROLONGEMENT DU FILET DE LA LANGUE.

Il n'est pas très-rare de voir le filet se prolonger jusqu'à la pointe de la langue, et fixer l'organe à la paroi inférieure de la bouche, de manière à rendre difficiles ou impossibles les mouvemens nécessaires à la succion.

Ce vice de conformation est des plus faciles à reconnaître : il suffit, en effet pour cela, de faire ouvrir la bouche à l'enfant, ou d'y introduire l'indicateur de l'une des mains.

L'opération à pratiquer consiste à soulever la pointe de la langue avec la plaque d'une sonde cannelée, et à inciser le frein au-dessous de cette dernière au moyen de ciseaux droits et mousses dont on a soin de baisser la pointe, afin d'épargner les artères ranines.

Si une hémorrhagie survenait, on l'arrêterait sûrement en portant sur les vaisseaux divisés le bouton d'un stylet rougi à blanc.

DE L'ADHÉRENCE DU PÉNIS AU SCROTUM.

Ce vice de conformation, dont on cite peu d'exemples, n'apporte après la naissance aucune gêne dans l'émission des urines ; seulement il change la direction du jet.

Dans l'âge adulte, il s'oppose à l'acte de la génération, et nécessite alors une opération dont les résultats ne sont pas toujours satisfaisans.

DE L'ADHÉRENCE DES DOIGTS ENTRE EUX.

Cette adhérence, qui peut être partielle ou générale, tient le plus souvent à la présence d'une membrane intermédiaire qui s'étend depuis la commissure des doigts jusqu'à leur sommet, et donne à l'extrémité affectée quelque ressemblance avec une patte d'oie. D'autres fois, l'adhérence a lieu d'une manière immédiate.

Lorsque le vice de conformation occupe les pieds, il mérite peu d'attention ; mais, lorsqu'il affecte les mains, il gêne considérablement leurs fonctions, et doit être corrigé peu de temps après la naissance.

Lorsque l'adhérence est le résultat de la présence d'une membrane intermédiaire, on enlève cette membrane en l'incisant, de chaque côté, avec un bistouri ou bien avec des ciseaux. Lorsqu'au contraire l'adhérence est immédiate, on la détruit en faisant glisser un bistouri entre les doigts contigus.

Une fois l'opération terminée, on panse chaque doigt séparément, et on fixe ensuite toute la main sur une palette en bois offrant à son extrémité antérieure cinq divisions.

DES DIVISIONS CONTRE NATURE.

DE LA DIVISION DES OS DE LA VOUTE PALATINE.

Il n'est pas extrêmement rare de rencontrer des enfans qui naissent avec un écartement plus ou moins considérable des os de la voûte palatine.

Ce vice de conformation, qui tient évidemment à un arrêt de développement, pendant la vie intrà-utérine, existe souvent en même temps que le bec-de-lièvre et la division du voile du palais. Il apporte toujours une gêne plus ou moins grande dans la succion et la déglutition, et oblige quelquefois de faire téter les enfans dans une situation verticale, ou de les élever au biberon.

L'écartement des os de la voûte palatine guérit ordinairement par les seuls progrès de l'âge; cependant on pourrait retirer de grands avantages d'une compression méthodique établie sur les parties latérales de la face. M. le docteur Delmas eut à traiter plusieurs enfans chez qui les os du palais présentaient entre eux jusqu'à cinq lignes d'écartement : au bout d'un mois de compression exercée sur les côtés de la mâchoire supérieure, au moyen du bandage de Louis modifié, la réunion des os fut presque complète (*Journal analytique de médecine*, etc., février 1828.)

DE LA DIVISION DU VOILE DU PALAIS.

Ce vice de conformation consiste en une division longitudinale qui peut être bornée à la luette, ou s'étendre à toute la hauteur du voile du palais. Souvent cette division est accompagnée de celles de la voûte palatine et de la lèvre supérieure.

Lorsque l'affection est simple et bornée à la luette, elle ne cause ordinairement que peu d'incommodités; mais, lorsqu'elle occupe toute la hauteur du voile du palais, et qu'elle est accompagnée de la division de la voûte palatine et de celle de la lèvre supérieure, la succion et la déglutition sont rendues extrêmement pénibles, et les alimens pénètrent en grande partie dans les fosses nasales, à moins qu'on ne tienne l'enfant dans une position verticale, et, encore, est-on souvent obligé d'avoir recours à l'allaitement artificiel.

La division de la luette, ainsi que celle du voile du palais, ne peuvent être traitées dans les premiers temps de la vie; ce n'est que plus tard qu'il est possible d'avoir recours à la *staphyloraphie*. Cette opération, qui consiste à raviver les bords de la division et à les mettre en contact au moyen de trois points de suture (1), a été depuis quelque temps pratiquée avec beaucoup de succès. On a obtenu vingt-deux fois, sur quarante, la réunion exacte des parties (2).

DE LA DIVISION DE LA LÈVRE SUPÉRIEURE, OU BEC-DE-LIÈVRE CONGÉNIAL.

Ce vice de conformation tient, de même que les deux

(1) Voir pour le procédé opératoire, les *Nouv. Élém. de Pathol. médic. chirurg.*

(2) *Journal Analytique de méd.*; avril 1828, page 139.

précédens, à un arrêt de développement pendant la vie intra-utérine ; il est souvent compliqué de la division de la voûte palatine et de celle du voile du palais.

Le bec-de-lièvre peut être simple ou double ; il est quelquefois compliqué d'adhérences de la lèvre aux gencives.

Les fentes correspondent presque toujours aux narines, dans lesquelles elles se perdent le plus communément.

Le bec-de-lièvre, surtout lorsqu'il est compliqué de la division de la voûte palatine, peut rendre la succion très-difficile ou même impossible, ce qui nuit considérablement à l'accroissement de l'enfant.

On doit opérer de suite, si la succion est rendue absolument impossible ; dans le cas contraire, il est préférable d'attendre que l'enfant ait atteint l'âge de quatre ou cinq ans.

L'opération consiste : 1° à détacher la lèvre des gencives, si elle y adhère ; 2° à raviver les bords de la division au moyen de l'instrument tranchant ; 3° à maintenir ces derniers en contact à l'aide de deux ou trois points de suture entortillée : il peut être très-utile d'avoir en même temps recours au bandage unissant.

Une fois l'opération terminée, on couche le petit malade la tête élevée, afin que, s'il survient une hémorrhagie, le sang ne coule pas inaperçu.

Les aiguilles ne doivent être retirées que lorsqu'on a la certitude que la cicatrisation est complètement opérée.

DE L'HYPOSPADIAS.

On dit que l'enfant est affecté d'hypospadias, lorsque le canal de l'urèthre s'ouvre dans un point quelconque de la face inférieure de la verge.

Tantôt l'ouverture anormale a son siége à la base du gland ; d'autres fois, au contraire, elle se trouve immédiatement en avant ou en arrière des bourses.

Ce vice de conformation, qu'on ne peut attribuer qu'à un arrêt de développement, n'a ordinairement que peu d'inconvéniens chez l'enfant qui vient de naître ; dans l'âge adulte, il s'oppose presque toujours à la génération.

L'hypospadias qui a son siége près des bourses est toujours incurable ; lorsqu'au contraire l'ouverture accidentelle se trouve à peu de distance du sommet de la verge, la guérison n'est pas absolument impossible. Pour l'obtenir, il faut perforer le gland jusqu'à l'urèthre au moyen d'un trois-quarts ou d'une lancette, placer ensuite dans la perforation une sonde flexible, et raviver par le caustique les bords de l'ouverture anormale, afin d'en obtenir la cicatrisation.

Toutefois, comme l'opération est peu sûre, il ne faut l'entreprendre que lorsqu'il est bien reconnu que le vice de conformation s'oppose à la reproduction de l'individu.

DE L'ÉPISPADIAS.

Ce vice de conformation, qui consiste dans la présence de l'ouverture de l'urèthre sur le dos de la verge, se rencontre beaucoup plus rarement que le précédent. Il n'entraîne pas plus d'inconvéniens que l'hypospadias chez l'enfant nouveau-né ; mais, dans l'âge adulte, il s'oppose à la génération, et est toujours incurable. En voici un exemple fort remarquable, consigné dans le Journal analytique du mois de décembre 1827, page 568 :

« Un enfant de six mois porte depuis sa naissance le vice « de conformation suivant :

« Lorsque le pénis est recouvert par le prépuce, il forme

« une saillie mamelonnée qui se termine par un point rou-
« geâtre ; c'est l'orifice du prépuce. Si on ramène ce dernier
« en arrière, on trouve le frein bien conformé ; mais le
« gland présente à sa face supérieure et sur la ligne médiane
« une rainure qui s'étend depuis sa pointe jusqu'à sa base.
« Si on écarte les bords de cette rainure, on découvre une
« gouttière profonde qui divise le gland en deux parties
« égales, et qui aboutit, derrière sa couronne, à l'urèthre
« qui s'insinue entre les corps caverneux. De chaque côté
« de cette gouttière, on observe deux autres gouttières aussi
« larges et aussi profondes que la première, lesquelles se
« dirigent de bas en haut, de dehors en dedans, et se réu-
« nissent en arrière à la première, de façon à imiter la figure
« d'une feuille de trèfle.

« Le jet de l'urine, après avoir parcouru le canal de l'u-
« rèthre, remonte derrière le gland, se trouve divisé par
« les trois gouttières lorsque le gland est découvert, et es
« lancé au dehors en différens sens. Mais lorsque le prépuc
« recouvre le gland, l'urine dilate la poche qu'il forme au-
« devant de lui, et traverse son orifice rétréci en forman
« un seul jet qui jaillit au loin et avec force. »

DE L'EXCÈS DE PARTIES.

DES DOIGTS SURNUMÉRAIRES.

Il n'est pas très-rare de voir des enfans naître avec un or plusieurs doigts surnuméraires (1) placés soit au côté intern des mains, soit sur le côté externe des pieds. Ce vice d conformation est souvent héréditaire.

(1) Dans quelques cas rares on a trouvé à une main, ou à chaque mai et à chaque pied, sept, huit et jusqu'à dix doigts ou orteils. (*Nouv. Élém. de Pathol.*)

Les doigts surnuméraires ont quelquefois la même organisation et jouissent des mêmes mouvemens que les autres doigts. D'autres fois, ils ne tiennent que par un pédicule charnu et sont absolument immobiles. Dans certains cas, au lieu d'un doigt entier, on ne trouve qu'une partie de doigt résultant de la bifurcation de l'une des phalanges du petit doigt ou du pouce (1).

Les doigts surnuméraires, à moins qu'ils n'aient la même direction que les autres, et qu'ils ne gênent en rien leurs mouvemens, doivent toujours être amputés. On procède à l'opération comme de coutume, lorsqu'il s'agit de doigts articulés ; et, dans le cas contraire, on coupe tout simplement le pédicule avec un bistouri ou des ciseaux.

Lorsque le vice de conformation tient à la bifurcation d'une phalange, on pratique la résection de la partie surnuméraire.

DES TUMEURS ET TACHES CUTANÉES.

(*Envies.*)

Il n'est pas très-rare de rencontrer, sur la peau des enfans qui naissent, des tumeurs ou des taches de forme, de volume, de couleur et de consistance variés, que le vulgaire attribue ridiculement aux désirs non satisfaits qu'ont pu avoir les femmes durant leur grossesse. Ces tumeurs, ou taches ne compromettent en aucune manière la vie ni même la santé des enfans ; seulement elles les rendent plus ou moins difformes.

Les tumeurs qui tiennent à la peau par un pédicule étroit peuvent être facilement séparées au moyen d'une ligature ou mieux encore par l'instrument tranchant. Celles à

(1) *Nouv. Élém. de Pathol.*

large base doivent être respectées dans beaucoup de cas, à cause des dangers qui pourraient suivre leur extirpation. D'ailleurs, la cicatrice qui résulterait de l'opération rendrait peut-être les petits malades plus difformes qu'ils ne l'étaient auparavant.

Les taches rouges, violettes, ou bleuâtres, dépendent, ainsi que l'observe M. Dugès, d'un état morbide du système capillaire de la peau, et dégénèrent souvent en *fungus hæmatodes*. Celles qui sont plates et sans turgescence n'exigent aucune espèce de traitement; celles qui, au contraire, sont saillantes et susceptibles d'accroissement, doivent être comprimées ou même extirpées.

DU PROLONGEMENT DE LA PAUPIÈRE SUPÉRIEURE.

Lorsque ce vice de conformation existe, le globe de l'œil est constamment couvert, et l'enfant se trouve entièrement privé de la lumière, si le prolongement a lieu des deux côtés à la fois.

On distingue le prolongement de la paupière supérieure, de sa chute occasionée par la paralysie de son muscle releveur, aux efforts que fait ce dernier pour découvrir l'œil. Dans le resserrement spasmodique des paupières on trouve, lorsqu'on veut mettre l'œil à découvert, une résistance qu'on ne rencontre pas dans le cas de prolongement.

Le traitement du prolongement de la paupière supérieure consiste dans l'usage des applications toniques, et, quelquefois aussi, dans l'excision d'une partie plus ou moins étendue de peau.

DU PROLONGEMENT DE LA LANGUE.

La langue, chez l'enfant qui vient de naître, forme quelquefois au dehors de la bouche une saillie plus ou moins considérable qui gêne la succion et la déglutition, en même temps qu'elle donne lieu à un écoulement habituel de salive qui épuise rapidement la constitution et la santé des petits malades.

Le prolongement congénial de la langue peut tenir à la faiblesse des muscles qui doivent retenir l'organe dans la bouche; aussi arrive-t-il qu'on y remédie quelquefois en sollicitant l'action de ces muscles par le contact de substances irritantes, telles que le poivre, le sel ou l'alun. Dans d'autres cas on est obligé, pour faire cesser les accidens, de retrancher la portion excédante de la langue.

DU PROLONGEMENT DU PRÉPUCE.

Il arrive quelquefois que le prépuce est tellement long, qu'il gêne le passage des urines et donne lieu, par suite, à divers accidens inflammatoires.

Il est toujours facile de remédier à ce vice de conformation en pratiquant la circoncision. Cette opération consiste, comme on le sait, à retrancher d'un seul coup de bistouri toute la portion excédante du prépuce. M. Lisfranc conseille, pour que la section ait lieu d'une manière plus sûre et plus convenable, de tenir au moment de l'opération le prépuce fixé au moyen d'une pince à anneaux.

S'il survenait une hémorrhagie, on l'arrêterait par l'application du cautère actuel.

Le pansement doit être simple, et renouvelé autant de fois que la chose est nécessaire.

DU DÉFAUT DE PARTIES.

DE L'ABSENCE DU RECTUM.

On peut croire que le rectum manque, dit M. Sanson, quand l'ouverture de l'anus n'est point marquée, quand on ne sent rien qui indique que le sphincter existe, quand les efforts de l'enfant ne font pas bomber le point correspondant à celui où devrait exister l'ouverture inférieure du rectum, et, surtout, quand on a pratiqué inutilement une ponction pour aller à la recherche de l'intestin.

L'établissement d'un anus artificiel est alors la seule ressource qui reste en faveur du petit malade.

Voici un procédé qui a été mis en usage avec succès par M. Duret (1):

« Après avoir convenablement placé l'enfant, l'opérateur fit à la paroi abdominale, entre la crête iliaque et les fausses côtes, au-dessus de la région iliaque, et vis-à-vis de la saillie formée par l'S du colon distendue, une incision d'un pouce et demi, qui pénétra dans la cavité abdominale. Le doigt indicateur, introduit dans la plaie, servit à attirer au dehors l'S du colon, dont le repli mésentérique fut traversé avec deux fils, et fixé solidement à l'extérieur. L'intestin, dont on n'avait plus alors à craindre la rentrée, fut incisé dans l'étendue d'un pouce. Une grande quantité de méconium s'écoula, et les accidens graves auxquels l'enfant était en proie se dissipèrent; l'adhérence entre les lèvres de la plaie et l'intestin étant convenablement établie le cinquième jour, on retira les fils, et au bout de sept jours le malade fut complètement guéri, moyennant un anus contre nature dont

(1) *Nouv. Elém. de Pathol. méd. chir.*

les deux bouts se renversèrent au dehors quelque temps après. »

On peut aussi pratiquer avec succès l'anus artificiel dans la région lombaire ; mais, outre que l'opération est moins sûre, il est plus difficile, par suite, de mettre en usage les soins de propreté qu'exige impérieusement l'état du malade.

DES DÉVIATIONS DE PARTIES.

DU STRABISME.

Les enfans sont assez souvent affectés de strabisme au moment ou peu de temps après leur naissance.

La déviation tient alors à l'inégalité de force des yeux, ou plutôt, ainsi que le disent MM. Roche et Sanson, à la persistance d'une irritation cérébrale légère, d'une convulsion partielle et permanente (1).

Dans le premier cas, on parvient quelquefois à corriger la difformité en couvrant l'œil sain, et en obligeant par ce moyen l'œil malade à agir seul. On peut aussi placer dans le même but, au-devant de l'œil dévié, une calotte de carton percée d'une petite ouverture à son centre. M. le professeur Rossi conseille l'usage de lunettes dont les verres sont recouverts d'un vernis noir, et percés de telle manière que la lumière pénètre par un point directement opposé à celui vers lequel l'œil est habituellement porté.

Dans le second cas, il faut surtout mettre en usage tous les moyens capables de diminuer l'irritation de l'encéphale.

(1) D'après le professeur Rossi, le strabisme peut tenir aussi à une conformation vicieuse de l'orbite, à une anomalie dans l'insertion de l'un des muscles droits ou obliques ; enfin, à la direction vicieuse dans laquelle les rayons lumineux frappent les yeux. (*Voy. Journ. Analyt. de méd.*, octobre 1829.)

DE L'INCLINAISON DE LA TÊTE ET DU COU.

Les enfans qui viennent de naître ont quelquefois la tête et le cou inclinés dans un sens ou dans un autre, par suite du défaut d'harmonie entre les muscles qui président ordinairement à la rectitude naturelle de ces parties.

Il faut alors, pour obtenir le redressement, faire des applications toniques sur les muscles affaiblis, et surtout obliger l'enfant à porter sa tête du côté opposé à celui vers lequel elle penche : « Que la nourrice, dit M. Capuron, place l'enfant en travers devant son sein, de manière qu'il ne puisse atteindre le mamelon, ni le sucer, sans tourner la tête vers le côté où elle est le moins inclinée ; qu'on affecte de placer toujours de ce même côté les objets dont il est friand, ou qui peuvent piquer sa curiosité, et l'on aura la satisfaction d'obtenir, par la voie de la douceur et sans efforts, ce que n'auraient pu faire la contrainte et la rudesse. »

DES PIEDS-BOTS.

L'enfant qui naît avec les pieds renversés en dedans ou en dehors doit être traité le plus tôt possible ; car, ainsi que l'observe M. Capuron, plus l'enfant est tendre, et plus il est facile de corriger ses difformités.

Qu'on évite, toutefois, d'avoir recours aux machines dont on se sert dans un âge plus avancé, et qu'on ne se serve, au moins durant quelque temps, que de bandages souples et méthodiquement appliqués.

CHAPITRE II.

Maladies que l'enfant peut apporter en naissant.

DE LA SYPHILIS.

L'enfant peut contracter la syphilis lorsqu'il est encore dans le sein de sa mère ; il peut en être affecté au moment de son passage à travers les parties génitales ; enfin, la maladie peut lui être communiquée par le lait de sa nourrice.

Les symptômes, par lesquels s'annonce l'infection, peuvent exister au moment de la naissance, ou ne se manifester que quelques jours, et même quelques semaines après. Ils consistent, comme chez l'adulte, en des pustules, des boutons, des chancres, des phlyctènes, des ulcères, des végétations, des tumeurs, des engorgemens lymphatiques, des écoulemens, des érysipèles, etc. Ils peuvent d'ailleurs occuper toutes les régions du corps, mais ils se montrent de préférence dans la région de l'anus, aux parties génitales, aux yeux, à la bouche et au nez.

Il faut, d'après Bertin, ajouter à ces symptômes l'apparence de décrépitude, la macération et la solution de continuité de l'épiderme, une exsudation puriforme de la peau, l'émaciation ou la bouffisure, le défaut de cheveux et d'ongles, ou du moins leur formation incomplète, la flaccidité, et quelquefois la paralysie momentanée des membres thoraciques et abdominaux.

Pronostic. La syphilis contractée dans le sein de la mère est plus grave et plus difficile à guérir que celle qui n'a été transmise qu'au moment de l'accouchement, ou durant la lactation. On sent, d'ailleurs, que le pronostic doit varier selon l'intensité du mal, et aussi selon la résistance que présentent les petits malades.

Traitement. Sans nous arrêter à ce qui a été dit, dans ces derniers temps, sur l'absence du virus vénérien et sur l'infaillibilité des moyens antiphlogistiques dans le traitement de la syphilis, nous dirons que les préparations mercurielles et celles d'or conviennent surtout ici.

Le traitement peut être administré à l'enfant seul, à la nourrice seule, ou bien à tous deux en même temps.

Dans le premier cas, le mercure (1) doit être administré d'abord à des doses extrêmement minimes; ainsi on commence par un vingt-quatrième de grain, et on augmente progressivement la dose jusqu'à un huitième de grain, a moins, cependant, que la nourrice ne soit en même temps soumise au traitement, car alors on devrait toujours s'en tenir à une faible dose. On prend ordinairement le loock simple pour excipient.

Il convient souvent, surtout quand la maladie est ancienne, de faire prendre chaque jour à l'enfant quelques cuillerées à café de sirop de salsepareille.

Si on avait recours aux frictions, on les donnerait à la dose de quatre à six grains, tous les trois ou quatre jours.

L'hydrochlorate d'or et de soude s'administre en frictions sur la langue, une tous les soirs, avec un trentième ou un quarantième de grain mêlé avec de l'amidon ou à de l'iris en poudre. On augmente ensuite progressivement la dose.

Le traitement qu'on administre à la mère ou à la nourrice est le même que celui indiqué (page 500).

(1) Il convient, ici, de donner la préférence au deuto chlorure.

DE LA CYANOSE.

(*Cyanopathie de M. Alibert; — Maladie bleue; — Cyanodermie.*)

Les enfans naissent quelquefois avec une coloration bleuâtre de toute la peau, et, en particulier, de celle de la face et de toutes les extrémités du corps.

Causes. Cette maladie, qui paraît dependre du mélange du sang noir avec le sang rouge, peut être occasionée par tous les vices de conformation qui établissent une communication directe entre les cavités droites et les cavités gauches du cœur. On trouve, dans le Journal analytique d'octobre 1827, une observation de cyanose due à l'absence totale de cloison interventriculaire; mais le plus souvent c'est à la persistance du trou de Botal qu'il faut attribuer la maladie, bien qu'on ait plus d'une fois observé cette disposition sans cyanose. La conservation du canal artériel, et la naissance de l'aorte sur le ventricule droit peuvent aussi très-bien déterminer la maladie bleue. M. Dugès a lu en 1827, à l'Institut, l'observation d'un enfant mort cinq jours après sa naissance avec tous les symptômes de la maladie bleue. Chez cet enfant, l'artère pulmonaire naissait du ventricule gauche, et l'artère aorte du ventricule droit, de telle sorte que cette dernière ne recevait que du sang veineux; de là, dit l'auteur, la cyanopathie et la mort (1).

Symptômes. A la coloration en bleu, qui augmente par la toux, les cris et la moindre secousse, se joignent une gêne habituelle dans la respiration, de l'oppression au moindre mouvement: le cœur bat souvent avec force, et ses batte-

(1) *Journal Analytique de médecine*; novembre 1827.

mens sont accompagnés d'un bruissement particulier; le pouls annonce une gêne très-considérable dans le système de la circulation, il est souvent d'une petitesse et d'une intermittence extrêmes : ses deux caractères principaux sont, d'après M. Alibert, l'inégalité et la faiblesse. Souvent, aussi, on voit se manifester des hémorrhagies et de véritables syncopes : la chaleur du corps est moins élevée que dans l'état normal. Enfin, les enfans prennent ordinairement très-peu de nourriture, digèrent mal, et dépérissent à vue d'œil.

Terminaison. Les enfans affectés de cyanose périssent le plus souvent au bout de quelques heures ou de quelques jours; rarement ils prolongent davantage leur existence.

Traitement. Il consiste principalement dans l'emploi bien ordonné de tous les moyens hygiéniques : les nourrices doivent surtout éviter d'imprimer de grandes secousses aux enfans, et s'appliquer à calmer leurs cris : il importe aussi beaucoup qu'elles les tiennent toujours dans une température moyenne, car il est démontré que le froid et la chaleur vive augmentent les accidens. Si la suffocation était imminente, on pourrait avoir recours à l'usage des pédiluves et des manuluves chauds.

DE L'HYDROCÉPHALE CONGÉNIALE.

On donne le nom d'hydrocéphale à l'accumulation d'une plus ou moins grande quantité d'eau dans l'intérieur du crâne. Le liquide occupe toujours la cavité de l'arachnoïde et se trouve placé tantôt dans les ventricules, tantôt au contraire à la surface du cerveau. Dans le premier cas, toute la substance cérébrale est déplissée en membrane, et sert de poche au liquide; dans le second, l'organe est déprimé vers la base du crâne et converti en une espèce de moignon. Dans quelques cas, on trouve la substance cérébrale réduite en une sorte de bouillie au milieu de l'épanchement (1).

Les causes probables de l'hydrocéphale sont l'irritation ou l'inflammation de la membrane arachnoïde, durant la vie intrà-utérine, ou bien encore un obstacle quelconque au retour du sang veineux du cerveau vers le cœur, obstacle qui, s'opposant à la libre absorption des fluides sans cesse exhalés par les extrémités artérielles, en produirait ainsi l'accumulation dans l'encéphale (2). M. Billard pense que la maladie est quelquefois due à une sorte d'hypertrophie nutritive de l'encéphale.

Signes. Lorsque l'enfant a pu naître, malgré l'existence de l'hydrocéphale, l'accumulation du liquide est ordinairement peu considérable, et la maladie assez difficile à reconnaître. Mais quand le liquide est en grande quantité, le volume que présente alors la tête, sa mollesse, la largeur des sutures et des fontanelles, enfin la fluctuation, joints aux autres symptômes qui annoncent la compression du cerveau, comme la stupeur, l'assoupissement, le coma, la dilatation et l'immobilité des pupilles, les convulsions, la paralysie, etc., ne laissent aucun doute sur le caractère de la maladie.

Complications. L'hydrocéphale est souvent compliquée de l'hydrorachis. Elle peut aussi exister en même temps que l'hydrothorax et l'ascite.

Pronostic. Il est rare que les enfans affectés d'hydrocéphale prolongent pendant long-temps leur existence. Le plus souvent ils périssent au moment même, ou peu de temps après leur naissance.

(1) *Nouv. Elem. de Pathol.*
(2) *Idem.*

Traitement. Les saignées locales, au moyen des sangsues et des ventouses scarifiées; les vésicatoires sur la tête, les cuisses et les jambes; les bains de pieds irritans; les dérivatifs sur le canal intestinal, tels que l'eau de veau émétisée, le calomélas (1), l'huile de ricin et les sels neutres; les frictions mercurielles, etc., tels sont les moyens que conseillent généralement les auteurs. MM. Roche et Sanson recommandent les bains et les ablutions d'eau sur la tête; les épispastiques derrière les oreilles, et les applications froides sur le front, s'il est le siége d'une chaleur insolite.

La ponction du crâne, conseillée par quelques auteurs, détermine presque toujours la mort instantanée, et doit être constamment rejetée.

DE L'HYDRORACHIS.

(*Spina bifida.*)

L'hydrorachis consiste dans un épanchement plus ou moins considérable d'eau dans l'arachnoïde qui tapisse le canal vertébral.

La maladie, qui n'est souvent qu'une suite de l'hydrocéphale, peut cependant exister isolément et tenir aux mêmes causes que cette dernière.

Signes. On reconnaît l'hydrorachis à la présence, le long de la colonne vertébrale, presque toujours dans la région lombaire, d'une ou de plusieurs tumeurs, variables par leur volume, opaques ou transparentes, de couleur blanche ou brunâtre, ordinairement lisses et rénitentes, offrant toujours une fluctuation manifeste et disparaissant souvent par la pression ou la simple position. Les petits malades sont pris, comme dans le cas d'hydrocéphale, d'assoupissement,

(1) Le calomélas paraît avoir ici une action toute spéciale, et mérite en général la préférence sur tous les autres purgatifs.

de convulsions, et quelquefois de paralysie des membres inférieures, du rectum et de la vessie.

Marche. Plus ou moins rapide ; souvent la tumeur s'ouvre au bout de quelques jours, et les enfans ne tardent pas à succomber. D'autres fois, la maladie se prolonge pendant de nombreuses années. Ainsi, au rapport de Bonn, Warner et Camper, des malades ont pu vivre dix ans, vingt ans, et même vingt-huit ans (1).

Pronostic. La maladie est le plus souvent mortelle ; cependant, les auteurs, et entre autres Terris, Hoffmann et Bozetti, rapportent des exemples de guérison.

Traitement. Presque tous les auteurs, convaincus que la rupture de la tumeur est constamment mortelle, s'accordent à dire qu'il faut s'attacher surtout à éloigner des enfans toutes les violences extérieures qui pourraient donner lieu à l'écoulement du liquide en déchirant la peau. Cependant, plusieurs exemples tendent à faire croire que la rupture de la tumeur, loin d'être mortelle, amène quelquefois la guérison des enfans, surtout lorsque la maladie n'est pas compliquée d'hydrocéphale. Voici deux faits remarquables rapportés par M. le docteur Bozetti (2) :

« Un enfant de deux mois portait dans la région lombaire une tumeur transparente, fluctuante et douloureuse à la pression ; ses membres inférieurs étaient paralysés.

« Un jour cette tumeur fut piquée par mégarde ; il s'en écoula une grande quantité d'eau limpide, et il ne survint aucun accident.

« La tumeur se forma de nouveau, et le médecin consulté, vu l'innocuité de la première piqûre, se décida à en faire une nouvelle avec une aiguille ; le liquide qui s'écoula était moins abondant et moins limpide que la première fois. Un

(1) *Nouv. Élém. de Pathol.*
(2) *Journal Analyt. de méd. et sc. access.*; novembre 1827.

peu de phlogose se développa et détermina l'adhérence de la peau avec les parties sous-jacentes.

« Pourtant, une troisième piqûre devint nécessaire ; il s'en écoula une lymphe visqueuse et plastique. Une compression fut établie, et les parties se réunirent et se consolidèrent, au point qu'un an après cette partie de la colonne vertébrale avait acquis une consistance demi-cartilagineuse, et que les membres inférieurs avaient repris toute leur force.

« On suppléa au défaut de continuité du canal osseux par une lame de plomb soutenue au moyen d'un bandage compressif et contentif. »

IIe Obs. « Un autre enfant a été traité, par le même auteur, de la même manière et avec le même succès. »

Le docteur Amasa Trowbridge ; de Watertown, propose d'embrasser la base du spina bifida au moyen d'un fil d'argent, qu'il serre graduellement jusqu'à ce que toute circulation soit interrompue dans la tumeur. Celle-ci peut ensuite être enlevée sans danger au moyen de l'instrument tranchant. Ce nouveau traitement a plusieurs fois réussi entre les mains de son auteur.

Du reste, les moyens conseillés contre l'hydrocéphale conviennent ici parfaitement ; ainsi, on peut retirer de bons effets des sangsues (1), des ventouses, des cautères et des moxas appliqués le long de l'épine : on peut aussi se très-bien trouver de l'emploi des dérivatifs sur les membres inférieurs et le canal intestinal.

DE L'HYDROTHORAX.

L'hydrothorax des nouveau-nés est ordinairement la suite

(1) Les sangsues ne conviennent que dans les cas où il existe quelques symptômes inflammatoires.

de l'inflammation des plèvres, ou d'un obstacle quelconque à la circulation.

On le reconnaît au développement insolite de la poitrine; à la largeur des espaces intercostaux, qui forment souvent une saillie oblongue et fluctuante; à l'ondulation qui se fait entendre dans la poitrine lorsqu'on imprime quelque secousse à l'enfant; à la gêne de la respiration et à la toux qui l'accompagne; au son mat que donne la percussion; enfin, à l'*égophonie* qu'on obtient à l'aide du stéthoscope.

Le pronostic est ordinairement grave, et, presque toujours, les petits malades ne tardent pas à succomber.

Traitement. Ici, encore, on pourrait retirer de bons effets des sangsues, s'il y avait quelques symptômes d'inflammation; mais, les ventouses sèches ou scarifiées, les vésicatoires et les cautères, les vêtemens de laine, les frictions, les diurétiques et les dérivatifs sur le canal intestinal et les extrémités, sont les moyens sur lesquels on doit principalement insister: l'opération de l'empyème, conseillée par quelques auteurs, ne saurait être pratiquée avec succès dans la première enfance.

DE L'ASCITE.

Cette hydropisie, qui peut, de même que les précédentes, être le résultat d'une inflammation ou d'un obstacle apporté à la circulation, se reconnaît, surtout, au volume du ventre, au choc que donne le liquide par la percussion, et à la fluctuation. Souvent aussi, lorsque la collection est considérable, les petits malades éprouvent beaucoup de difficulté à respirer, etc.

L'ascite congéniale est presque toujours mortelle.

Les moyens qu'elle réclame sont les mêmes que ceux dont il vient d'être question à l'occasion de l'hydrothorax.

DE L'HYDROCÈLE CONGÉNIALE.

Les enfans naissent assez souvent avec une hydrocèle plus ou moins volumineuse. Ici la collection tient à ce que la communication qui existe, dans les premiers temps de la vie intra-utérine, entre le péritoine et la tunique vaginale n'est point encore détruite.

Symptômes. L'hydrocèle congéniale se reconnaît à une tumeur piriforme, molle, fluctuante, transparente, disparaissant momentanément par la pression, ou même par la simple position horizontale.

Pronostic. Peu facheux, en général.

Traitement. Il consiste, lorsque toutefois les testicules sont descendues dans les bourses, à faire rentrer le liquide dans le ventre, et à exercer sur l'anneau inguinal une compression capable d'oblitérer la communication contre nature. Toutefois, on pourrait, avant que d'avoir recours à la compression, tenter l'usage des applications astringentes sur les bourses.

DE L'INFILTRATION DES PARTIES GÉNITALES.

Les enfans naissent quelquefois avec un boursoufflement des parties génitales, qui tient à l'infiltration du tissu cellulaire.

Cette maladie, dont on ignore souvent la cause première, n'est jamais grave, et guérit presque toujours d'elle-même. Cependant il convient, dans certains cas, d'avoir recours aux applications toniques et astringentes.

DE LA HERNIE OMBILICALE.

La hernie ombilicale de naissance tient, pour l'ordinaire, au développement incomplet de la paroi antérieure de l'abdomen.

On la reconnaît à une tumeur sillonnée, conique, plus ou moins saillante, placée dans l'épaisseur du cordon, rentrant ordinairement avec facilité (1), et reparaissant aussitôt qu'on cesse de la soutenir.

Lorsque la hernie est peu volumineuse, la vie des enfans n'est pas ordinairement mise en danger; dans le cas contraire, la mort peut arriver avant ou peu de temps après la naissance.

La ligature du cordon ombilical demande ici beaucoup d'attention. Il faut, avant de la pratiquer, avoir grand soin de faire rentrer les viscères dans l'abdomen, afin de ne pas les comprendre dans l'anse du fil. On établit ensuite sur l'anneau une compression capable d'empêcher le retour de la tumeur.

Lorsque la hernie ne se manifeste qu'après la chute du cordon, elle tient ordinairement à la faiblesse ou à la largeur de l'anneau, et aux efforts que fait l'enfant quand il crie.

Ici, comme dans le cas de hernie congéniale, il faut réduire la tumeur et s'opposer à ce qu'elle reparaisse, en établissant une compression sur l'anneau ombilical au moyen d'une pelote soutenue par quelques tours de bande, ou mieux encore à l'aide d'un bandage élastique.

On peut aussi avoir recours à la ligature du sac et

(1) Les adhérences et l'étranglement sont très rares dans la première enfance.

des tégumens qui le recouvrent, après avoir, toutefois, soigneusement repoussé dans la cavité abdominale les parties herniées. Cette dernière méthode, dont on a beaucoup trop exagéré les dangers, a réussi plusieurs fois entre les mains de Desault et de M. Dupuytren; elle paraît mériter la préférence sur la compression.

L'omphalocèle des enfans guérit, assez souvent, sans retour.

Si la hernie ne pouvait pas être réduite, on la soutiendrait au moyen d'un bandage à pelote concave.

DE LA HERNIE INGUINALE.

Cette espèce de hernie peut, comme la précédente, exister au moment de la naissance, ou ne se manifester que quelque temps après.

Elle peut être formée par l'intestin seul, par l'épiploon seul, ou par ces deux parties en même temps.

Ici, la hernie se trouve dans l'intérieur même de la tunique vaginale, à cause de la persistance de la communication qui existe, dans les premiers temps de la vie intra-utérine, entre cette poche et la cavité du péritoine.

Causes. La largeur et la laxité que conserve le canal inguinal après la descente du testicule et la persistance de la communication dont il vient d'être parlé, disposent singulièrement aux hernies. On regarde comme causes occasionelles le poids des intestins, les pressions qu'exerce la matrice sur le ventre du fœtus, au moment de l'accouchement, et, après la naissance, les cris et les efforts auxquels se livre l'enfant.

Signes. La hernie inguinale se présente sous la forme d'une tumeur ordinairement arrondie et plus ou moins volumineuse.

Lorsqu'elle ne dépasse pas le pli de l'aine, elle se nomme *bubonocèle*; et lorsqu'elle descend jusque dans les bourses, elle prend le nom d'*oschéocèle*.

La tumeur que forme la hernie est, d'ailleurs, rénitente et sans changement de couleur à la peau; elle rentre ordinairement d'elle-même dans la position horizontale, ou lorsqu'on la presse d'avant en arrière; souvent alors, sa rentrée est accompagnée de gargouillement. Elle reparaît aussitôt que l'enfant est debout, ou dès qu'on cesse de la comprimer; les cris et les efforts augmentent son volume et sa consistance.

Diagnostic. L'absence du testicule dans la bourse correspondante, et l'extrême sensibilité de la tumeur, empêcheront toujours de confondre la présence du testicule à l'anneau avec la hernie inguinale (1).

De même, la forme de la tumeur qui croît de bas en haut, la transparence et la fluctuation qu'elle présente, ne permettront, dans aucun cas, de confondre l'hydrocèle de la tunique vaginale avec la hernie.

Pronostic. La hernie inguinale, chez l'enfant nouveau-né, est susceptible de guérison radicale; elle ne donne, d'ailleurs, que très rarement lieu à des accidens. Une fois, cependant, nous avons eu occasion d'observer l'étranglement : l'opération qui fut faite détermina promptement la mort du petit malade.

Le traitement, dans les cas ordinaires, consiste à réduire avec soin les parties herniées, et à les contenir dans le ventre au moyen d'un bandage bien appliqué. Au bout d'un certain temps, tout moyen de contention devient ordinairement inutile.

(1) Cependant, il pourrait se faire, à la rigueur, que le petit individu ayant trois testicules, l'un d'eux soit retenu à l'anneau; on reconnaîtrait alors la présence de ce troisième testicule, aux douleurs très vives qu'occasionerait la plus légère pression.

DE LA HERNIE DU CERVEAU.

(*Encéphalocèle.*)

La hernie du cerveau est assez rare chez les enfans qui naissent. Quand elle existe, on la rencontre ordinairement dans le point qui correspond à la fontanelle postérieure.

Elle est alors, comme le disent MM. Roche et Sanson, toujours le résultat d'un défaut d'ossification des angles qui doivent combler cet espace, et de la tendance du cerveau à se porter vers les lieux où il n'éprouve point de résistance.

La tumeur qui forme la hernie est plus ou moins volumineuse, molle, indolente, sans changement de couleur à la peau, et offre des mouvemens tout-à-fait isochrones à ceux du pouls. Lorsqu'on la comprime ou qu'on cherche à la réduire, on fait souvent naître les symptômes qui appartiennent à la compression du cerveau.

L'encéphalocèle est toujours une maladie grave et qui se termine le plus souvent par la mort.

Le traitement consiste à réduire la hernie et à la maintenir réduite au moyen d'une compression exercée à l'aide d'un tampon de charpie, d'un morceau de carton ou de cuir soutenus par quelques tours de bande.

Si la compression donnait lieu à des symptômes graves, il faudrait laisser la tumeur au dehors, et se contenter de la soutenir et de la protéger contre les violences extérieures, en la couvrant d'une calotte de cuir solidement fixée.

CHAPITRE III.

Maladies qui peuvent être le résultat de l'accouchement.

DE L'ALLONGEMENT DE LA TÊTE.

Il n'est pas très rare de voir des enfans naître avec un allongement plus ou moins considérable de la tête. Nous avons reçu il y a peu de temps, à notre amphithéâtre, un enfant dont le diamètre occipito-mentonnier présentait sept pouces un quart d'étendue au lieu de cinq; la circonférence de la tête, qui avait été violemment pressée contre les parois du bassin, au moment de l'accouchement, était fort rétrécie.

Dans certains cas, l'allongement est dû seulement à la tuméfaction, ou à l'infiltration du cuir chevelu.

Causes. L'étroitesse du bassin de la mère, la rigidité du col de l'utérus, le volume de la tête du fœtus et la compression qu'elle supporte au moment de son passage, telles sont les causes qui produisent le plus ordinairement l'allongement.

Pronostic. Il est rare que l'accident en question ait des suites funestes; cependant si la compression était très forte et long-temps continuée, la mort du fœtus pourrait en être le résultat.

Traitement. L'allongement de la tête disparaît ordinairement de lui-même, et rarement on est obligé d'avoir recours aux moyens de l'art.

Les pressions conseillées par quelques auteurs, pour redonner à la tête sa forme normale, sont toujours dangereuses et doivent être abandonnées.

Lorsque la tumeur du cuir chevelu tient à une simple infiltration de liquide, elle se dissipe d'elle-même et sans le secours d'aucun remède; cependant on pourrait, lorsque l'infiltration est considérable, avoir recours aux applications toniques et astringentes.

Si la tumeur tenait à un épanchement de sang, et que la résorption de ce dernier se fît trop long-temps attendre, on aurait recours à une incision, et on panserait ensuite selon les règles de l'art.

Les épanchemens qui se font à l'intérieur du crâne, sont le plus souvent mortels.

DE L'APOPLEXIE.

L'apoplexie est une des maladies dont les enfans sont le plus souvent affectés au moment de leur naissance.

Causes. L'apoplexie tient, dans presque tous les cas, à la gêne apportée au retour du sang, par les pressions que supporte le fœtus lors de son passage à travers le bassin. La compression du cordon ombilical peut aussi la produire. Plus l'accouchement est long et l'expulsion de l'enfant difficile, plus l'apoplexie est à craindre.

Signes. Toutes les fonctions de la vie, ainsi que le dit M. Capuron, sont suspendues; point de circulation, ni de respiration. Le visage est tuméfié, rouge, noirâtre, livide ou violet; les lèvres sont renversées, les paupières bleuâtres et injectées, les yeux presque hors des orbites, le cou et la poitrine vergetés.

Le pronostic varie selon que la congestion est plus ou moins forte et qu'elle dure depuis plus ou moins de temps; bien souvent les enfans périssent avant que de naître; d'autres fois on est assez heureux pour les rappeler à la vie.

Traitement préservatif. Tout ce qui peut diminuer la compression que supporte le fœtus, ou la rendre moins longue, peut prévenir l'apoplexie : on ne saurait donc trop se hâter de venir au secours de la nature lorsqu'on a reconnu qu'elle doit être impuissante, ou qu'il serait dangereux de lui abandonner la terminaison de l'accouchement.

Traitement curatif. Aussitôt l'enfant né, il faut se hâter de couper le cordon, et laisser couler une quantité de sang proportionnée à la force du petit malade et à l'intensité des symptômes. Si ce premier moyen était insuffisant, on pourrait avoir recours à l'application de quelques sangsues derrière les oreilles, et à l'usage des dérivatifs sur les membres abdominaux. On devrait, d'ailleurs, pour exciter le jeu des fonctions, employer les frictions sur la colonne vertébrale et tous les autres moyens indiqués à l'article syncope.

DE LA SYNCOPE.

Les enfans naissent quelquefois dans un état qui ne saurait être mieux comparé, quoi qu'en disent certains auteurs, qu'à la syncope. En effet, toute la peau est d'une pâleur remarquable, les muscles sont lâches, les articulations flexibles, les membres immobiles n'obéissent plus qu'aux impulsions qu'on leur donne, la respiration est suspendue ou à peine sensible ; la circulation est arrêtée ou imperceptible, enfin, on dirait que la mort est réelle.

Causes. Cet état de l'enfant paraît tenir à la perte d'une grande quantité de sang qu'il aurait éprouvée avant de sortir du sein de sa mère.

Traitement. Les moyens qu'il convient de mettre en usage, pour rappeler la vie, sont : un bain tiède animé au moyen de quelque liqueur spiritueuse (*Gardien*); les frictions sèches, ou avec des liquides excitans sur les parties les plus sensibles du corps, telles que les tempes, l'épine du dos, la région du cœur; l'ammoniaque ou l'acide acétique placés sous le nez; l'insufflation d'air dans les poumons et des pressions alternatives sur les parois de la poitrine; des tractions ménagées sur le cordon, dont l'union directe avec le diaphragme paraît si propre, suivant Chaussier, à exciter la contractilité de ce muscle, et à déterminer la première inspiration (*M. Capuron*); enfin l'électricité, le galvanisme et la transfusion du sang, par la veine ombilicale (1). *Voy., pour plus de détails, pag.* 390.) Si l'état de l'enfant paraissait tenir à la présence d'une certaine quantité d'eau de l'amnios dans les voies aériennes, il faudrait, d'après le conseil de MM. Héroldt et Scheèle, le coucher de telle sorte que ses pieds fussent plus élevés que sa tête, et exercer sur la poitrine et le col de légères pressions. Si ces moyens ne suffisaient pas, on devrait, d'après le conseil des mêmes auteurs, placer dans la trachée une longue canule, et faire ensuite le vide au moyen d'une seringue.

Nous croyons, d'ailleurs, qu'il importe peu de couper ou de conserver le cordon ombilical, pourvu qu'on ne laisse pas couler de sang au dehors; cependant, si le placenta n'était pas entièrement séparé de la matrice et qu'il y eût encore communication directe entre la mère et l'enfant, il vaudrait mieux ne pas le couper.

Si le placenta était sorti, on pourrait, sans inconvénient, le plonger dans un liquide chaud et spiritueux.

(1) Ce moyen qui a plusieurs fois réussi chez la mère, à la suite de grandes hémorragies, ne pourrait-il pas être employé ici avec succès, puisqu'il est reconnu que l'état dans lequel se trouve l'enfant tient, le plus souvent, à une grande perte de sang?

DES CONTUSIONS.

Les contusions qu'apportent certains fœtus en naissant peuvent occuper toutes les régions du corps; cependant on les remarque le plus souvent à la tête et à la poitrine.

Causes. Ces contusions dépendent du travail de l'accouchement, ou des efforts que fait l'accoucheur pour extraire l'enfant. Elles sont très fréquentes à la suite de l'emploi des instrumens.

Pronostic : Variable selon le siége, l'étendue et la profondeur des contusions. Toutes choses égales d'ailleurs, celles de la tête, de la poitrine et du ventre, sont plus graves que celles des autres parties du corps.

Terminaisons : par résolution, par suppuration, ou par gangrène.

Traitement. Lorsque les contusions sont simples et légères, de simples lotions résolutives suffisent, ordinairement, pour en amener la guérison. Mais lorsqu'elles sont profondes et accompagnées d'inflammation, il faut avoir recours aux antiphlogistiques, puis aux résolutifs; ouvrir les abcès, s'il s'en forme, et si la gangrène vient à se manifester, la combattre par tous les moyens appropriés.

DES PLAIES CONTUSES ET DÉCHIRÉES.

Les enfans naissent quelquefois avec des plaies contuses et déchirées dans différentes régions du corps.

Causes. Ces blessures peuvent être, de même que les simples contusions, le résultat du travail de l'accouchement, ou des manœuvres auxquelles s'est livré l'accoucheur.

Pronostic. Le danger que courent les petits malades est toujours relatif au nombre des plaies, à leur siége, et à leurs complications.

Le traitement est le même que dans l'âge adulte.

DES FRACTURES.

Autant les luxations sont rares chez les nouveau-nés, autant les fractures sont fréquentes. Les os des membres et ceux du crâne sont plus souvent fracturés que ceux des autres régions.

Causes. Les efforts de la matrice pour expulser le fœtus, lorsqu'il est dans une mauvaise position, et les différentes manœuvres auxquelles peut se livrer l'accoucheur, sont les causes les plus ordinaires de ces lésions.

Symptômes. On reconnaît les fractures à la difformité de la partie blessée, à la crépitation, à l'impossibilité des mouvements, et à la douleur.

Pronostic. Les fractures simples sont peu graves; celles qu'accompagnent des luxations, ou de violentes contusions, peuvent avoir des suites fâcheuses.

Traitement. Tout le traitement consiste à réduire la fracture et à la maintenir réduite jusqu'à parfaite consolidation. Bien entendu que, s'il y avait des complications, il faudrait les combattre par les moyens appropriés.

Ici un bandage roulé et quelques attelles en carton suffisent pour le pansement. La guérison a lieu, le plus ordinairement, du dixième au quinzième jour.

DES LUXATIONS.

Cette espèce de lésion est très rare chez l'enfant nouveau-né.

Causes. Les mêmes que celles des fractures.

Les grandes articulations des membres sont sur-tout sujettes aux luxations.

Symptômes. On reconnaît ces déplacemens à la difformité de l'articulation luxée, à l'allongement ou au raccourcissement du membre correspondant, à l'impossibilité ou à la difficulté des mouvemens, enfin aux cris qu'on arrache aux enfans lorsqu'on leur imprime la moindre secousse.

Pronostic. Les luxations des membres sont rarement suivies d'accidens fâcheux, à moins pourtant qu'elles ne soient accompagnées de complications graves par elles-mêmes.

Traitement. Tout le traitement consiste à opérer la réduction de l'os déplacé, et à contenir ensuite le membre dans une parfaite immobilité jusqu'à guérison complète.

Ici la réduction est toujours plus facile, et la consolidation beaucoup plus prompte que chez l'adulte.

Nota. Nous ne croyons pas devoir parler, dans cet article, des luxations de la colonne vertébrale, qui sont dues à de violentes tractions exercées sur le tronc du fœtus, parce que la mort en est presque toujours la suite immédiate.

CHAPITRE IV.

Maladies qui peuvent se manifester peu de temps après la naissance.

DE LA RÉTENTION DU MÉCONIUM.

Les enfans qui ne rendent pas immédiatement, ou peu de temps après leur naissance, le méconium contenu dans les intestins, ne tardent pas à tomber dans un état qui peut devenir grave, si on ne se hâte d'administrer les remèdes convenables. En effet, les petits malades sont tourmentés par de vains et continuels efforts, ils poussent des cris plaintifs, leur ventre augmente de volume, des coliques surviennent, une agitation très grande a lieu, des convulsions se manifestent, la peau prend une teinte jaunâtre, la fièvre s'allume, enfin l'inflammation s'empare des intestins et du péritoine, et la mort est alors inévitable.

Causes. La rétention peut être occasionée par le spasme du rectum ou des sphincters de l'anus, par la trop grande viscosité des matières, ou par la très grande faiblesse dans laquelle se trouvent quelquefois les nouveau-nés.

Traitement. On prévient, dans beaucoup de cas, la rétention du méconium, en donnant de très bonne heure le sein à l'enfant : le liquide que fournissent alors les mamelles, et qu'on nomme *colostrum*, produit presque toujours un relâchement salutaire.

Lorsque ce moyen ne suffit pas pour procurer l'évacuation des intestins, il faut introduire un petit suppositoire de savon bien avant dans l'anus, ou recourir à l'usage de doux purgatifs; la manne, à la dose d'un demi-gros ou d'un gros, peut être très utile; cependant on lui préfère généralement le sirop de chicorée composé, dans lequel entre la rhubarbe, et on le donne à la dose d'une demi-once ou d'une once délayée dans deux onces d'eau d'orge, de gomme, ou de gruau. On administre le mélange par cuillerées à café, une toutes les demi-heures, et jusqu'à ce que des évacuations aient eu lieu : on donne, dans les intervalles, de l'eau miellée.

Si le sirop de chicorée ne produisait aucun bon effet, on aurait recours à celui de fleurs de pêcher, qu'on administrerait aux mêmes doses et de la même manière.

On opposerait au spasme de l'anus les bains tièdes, les fomentations et les cataplasmes émollients et narcotiques; et, s'il y avait des complications, on les traiterait par les moyens appropriés à leur nature.

Si l'enfant était dans un état de faiblesse extrême, on ferait en sorte de relever ses forces par l'usage des toniques.

Enfin, si la rétention paraissait tenir à l'ancienneté du lait, il faudrait changer la nourrice.

DE LA DIARRHÉE.

Causes. La diarrhée des enfans nouveau-nés tient presque toujours ou à un refroidissement subit, ou aux mauvaises qualités du lait de la nourrice. Quelquefois, cependant, la maladie reconnaît pour cause l'abus des purgatifs, entre autres, du sirop de chicorée, dont on fait généralement un si grand usage.

Les enfans affectés de diarrhée ne tardent pas à dépérir, et, bien souvent, ils finissent par succomber.

Traitement. La diarrhée causée par un refroidissement subit, cède ordinairement à l'usage des adoucissans et des fomentations chaudes sur l'abdomen.

Celle qui tient aux mauvaises qualités du lait exige un traitement particulier pour la nourrice; souvent il est indispensable de confier l'enfant à une autre femme.

Enfin, la diarrhée qui tient à l'abus des purgatifs, résiste rarement aux boissons adoucissantes, aux lavemens d'eau de graine de lin et de pavot, aux bains et aux fomentations émollientes. Cependant on est quelquefois obligé d'avoir recours à l'usage des astringens.

DE LA CHUTE DU RECTUM.

Causes. Cet accident peut être le résultat de deux causes différentes; savoir, du relâchement de la membrane muqueuse intestinale, et des efforts que fait le petit malade pour expulser ses matières dans le cas de constipation.

Traitement. Dans le premier cas, il faut avoir recours aux lotions toniques et astringentes, et maintenir l'intestin réduit à l'aide d'un tampon soutenu par un bandage en T.

Dans le second cas, il faut, après avoir combattu par l'usage des émolliens la rigidité du sphincter de l'anus, faire rentrer l'intestin, qui est en quelque sorte étranglé, et prévenir une nouvelle chute par l'emploi des moyens propres à faire cesser la constipation.

DES TRANCHÉES.

Beaucoup d'enfans nouveau-nés sont tourmentés par des tranchées qui les privent de repos et de sommeil.

Causes. Ces douleurs, qui suivent ordinairement une marche intermittente, peuvent tenir à la rétention des matières contenues dans les intestins, à l'extrême sensibilité de ces derniers, à l'introduction dans les voies digestives d'une trop grande quantité de lait, aux mauvaises qualités de ce dernier par suite d'écarts de régime ou de passions déréglées, enfin, à l'embarras, à la flatulence, à la faiblesse, et sur-tout à l'acidité des premières voies. (*M. Capuron.*)

Symptômes. Quoi qu'il en soit, le ventre augmente de volume, se ballonne et devient tendu et douloureux; le petit malade est dans une agitation extrême; il pousse des cris perçans; quelquefois même il est pris de convulsions.

Lorsqu'il y a en même temps diarrhée, les matières rendues sont verdâtres, et répandent une odeur acide.

Pronostic. Les tranchées compromettent rarement l'existence des enfans; cependant elles pourraient devenir graves, si on ne se hâtait de leur opposer les moyens qu'elles réclament.

Traitement. Les remèdes qui conviennent varient selon la cause présumée de la maladie. On doit avoir recours aux purgatifs lorsque les tranchées tiennent à la constipation; aux bains, aux fomentations, aux injections et aux cataplasmes émolliens, lorsque les enfans sont dans un état de spasme prononcé (la décoction de têtes de pavot et les préparations d'opium peuvent ici trouver leur place); aux évacuans, et, en particulier, à l'ipécacuanha, soit en poudre, soit en sirop, lorsqu'on soupçonne un embarras intestinal; enfin, aux toniques à l'extérieur et à l'intérieur, lorsqu'on reconnaît un état de faiblesse dans le canal intestinal.

Si la voracité de l'enfant était la seule cause des tranchées qu'il éprouve, il faudrait de toute nécessité lui imposer des privations.

Si le lait de la nourrice était de mauvaise qualité, on

devrait la changer, ou au moins lui administrer les remèdes appropriés à son état.

M. Capuron recommande l'usage de la magnésie dans le cas d'acidité des premièresvoies.

DU VOMISSEMENT.

Causes. Le vomissement dont les enfans nouveau-nés sont souvent affectés, dépend presque toujours, ou de ce qu'ils prennent trop de nourriture à la fois, ou de ce que le lait dont ils font usage est de mauvaise qualité, ou bien encore de ce que leurs premières voies sont embarrassées.

Traitement. Dans le premier cas, il faut recommander aux nourrices de donner moins souvent le sein, et de le retirer avant que l'enfant se soit gorgé de lait.

Dans le second cas, il est indispensable de chercher une nourrice dont le lait convienne mieux à l'état actuel du nourrisson.

Dans le troisième, il est indispensable d'avoir recours à de légers évacuans. L'usage des amers conviendrait ensuite, s'il y avait en même temps faiblesse de l'estomac.

Si le vomissement n'était que le symptôme d'une autre maladie, il faudrait sur-tout s'occuper de cette dernière.

DE L'ICTÈRE.

L'ictère qui survient chez les nouveau-nés peut être local ou général, et offrir divers degrés d'intensité.

Les causes qui le déterminent ne sont pas toujours faciles à indiquer; cependant la privation prolongée du sein de la mère, les mauvaises qualités du lait, la rétention du méconium, l'embarras des premières voies, et l'impression du froid, paraissent en être les causes les plus ordinaires.

Les symptômes de l'ictère sont trop connus pour qu'il soit besoin de les reproduire ici.

Le pronostic est rarement grave, à moins que l'enfant ne soit en même temps affecté de quelque autre maladie.

Le traitement consiste sur-tout dans l'éloignement des causes qui ont pu occasioner la maladie; du reste, il faut, autant que possible, abandonner à la nature le soin de dissiper la coloration de la peau et ne prescrire des remèdes que contre les complications qui pourraient entraver la marche vers la guérison.

DES APHTHES.

Les aphthes, ainsi que l'observe très judicieusement M. Billard (1), ne sont autre chose que l'inflammation plus ou moins intense de l'appareil folliculeux de la membrane muqueuse des voies digestives. Nous ne nous occuperons ici que de ceux qui se manifestent dans la cavité buccale.

Causes. La prédominance du système lymphatique, la faiblesse originelle, l'usage d'un mauvais lait, les efforts trop long-temps prolongés de succion, le séjour au milieu d'un air vicié, etc.; telles sont les causes qui déterminent le plus ordinairement le développement des aphthes.

(1) *Traité des maladies des enfans nouveau-nés et à la mamelle.*

Symptômes. Les aphthes peuvent se présenter sous deux états différens, selon le degré auquel l'inflammation est arrivée. Dans le principe, on ne rencontre que de petits points blancs plus ou moins saillans, et ordinairement entourés d'un cercle inflammatoire. Plus tard, lorsque l'inflammation est plus avancée, les aphthes se présentent sous la forme de petites ulcérations superficielles dont les bords sont arrondis ou irréguliers.

Les aphthes sont plus ou moins nombreux et occupent de préférence la face interne des joues et de la lèvre inférieure : rarement ils sont accompagnés de symptômes généraux, à moins pourtant que l'éruption ne soit confluente et qu'elle ne s'étende à l'œsophage, à l'estomac et aux intestins.

Pronostic. Variable selon l'intensité de l'éruption, les forces du petit malade, et les complications qui peuvent exister.

Traitement. Puisque la maladie n'est autre chose qu'une inflammation des follicules de la membrane muqueuse de la bouche, le traitement doit sur-tout consister dans l'emploi bien ordonné des anti-phlogistiques. Ainsi, on touchera les aphthes avec un pinceau de charpie trempé dans un liquide émollient (1), et on dirigera vers la bouche des vapeurs de même nature. On fera d'ailleurs en sorte d'éloigner les causes qui auront pu donner lieu au développement de la maladie.

Si, malgré ces moyens, les aphthes persistaient, on pourrait retirer de bons effets de l'usage des lotions faites avec l'eau d'orge et le miel rosat à parties égales, en y ajoutant quelques gouttes d'acide sulfurique; on

(1) On y ajouterait une petite quantité de sirop diacode, si l'enfant paraissait avoir de vives douleurs.

pourrait aussi toucher les surfaces ulcérées avec l'alun (1). M. Guersent conseille d'employer les gargarismes avec la liqueur de Labarraque (2).

DE L'OPHTALMIE DES NOUVEAU-NÉS.

L'ophthalmie est une des maladies que l'on rencontre le plus souvent chez les nouveau-nés; elle se manifeste ordinairement du troisième au sixième jour de la naissance; elle peut être d'ailleurs simple ou double.

Causes. La compression qu'éprouve la tête lors de son passage à travers le bassin, l'impression du froid et de l'humidité, le contact d'un écoulement vénérien, le séjour des enfans au milieu d'un air vicié, la suppression d'un exanthème; telles sont les causes les plus ordinaires de l'ophtalmie des nouveau-nés.

Symptômes (1er degré). La conjonctive devient le siége d'une rougeur et d'un gonflement plus ou moins considérables; le contact de la lumière fait que les petits malades contractent avec force leurs paupières; l'œil est larmoyant. (2e dégré). La rougeur est plus intense; elle s'est propagée au globe de l'œil; le gonflement est aussi beaucoup plus considérable; les paupières sont accolées l'une à l'autre, et il s'amasse derrière elles une grande quantité de pus jaunâtre ou verdâtre, quelquefois mélangé de sang, qui s'écoule par flots lorsqu'on vient à les écarter. Quelquefois la conjonctive est tellement boursoufflée, qu'elle donne lieu à un véritable ectropion. L'inflammation étant portée à un aussi haut degré et le globe oculaire y participant, on voit dans

(1) M. Billard, *Traité des maladies des enfans*.
(2) *Idem*.

beaucoup de cas la cornée devenir opaque, se ramollir, s'ulcérer, et même se perforer. Dans ce dernier cas, l'humeur aqueuse, le cristallin et le corps vitré ne tardent pas à s'écouler au dehors, et le globe de l'œil se réduit en un moignon informe.

Pronostic. Variable selon l'étendue et l'intensité de l'inflammation. Bien souvent la vision se trouve compromise d'une manière plus ou moins fâcheuse; quelquefois elle est totalement perdue.

Durée. L'inflammation au premier degré ne dure ordinairement que quelques jours. Celle au second degré peut se prolonger durant plusieurs semaines et même durant plusieurs mois.

Traitement préservatif. Nous avons entendu dire à un chirurgien distingué, qu'on pouvait toujours, chez les enfans nouveau-nés, prévenir une ophtalmie prête à se déclarer, quelle que fût sa nature, en lavant fréquemment les yeux avec du vin miellé. Cette opinion ne nous paraît pas fondée.

Traitement curatif. Lorsque l'inflammation est au premier degré, elle cède ordinairement avec facilité à l'usage des lotions faites avec de l'eau de guimauve, ou bien encore avec le lait de la mère. Vers la fin du traitement, il est souvent utile d'avoir recours aux collyres dans lesquels on fait entrer le sous-acétate de plomb, ou le sulfate de zinc.

Mais lorsque l'inflammation est très intense, il faut appliquer une sangsue à l'angle externe de chaque œil, plutôt que sur le milieu de la paupière, et faire de fréquentes lotions avec un mélange d'eau de guimauve et d'eau de rose. Il importe aussi beaucoup de préserver les enfants du grand jour, et d'empêcher le contact prolongé de la suppuration avec le globe de l'œil, en écartant souvent et en pressant légèrement les paupières. On prévient leur agglutination en frictionnant leur bord libre avec de l'onguent rosat ou du cérat. L'usage de légers purgatifs peut aussi produire de bons résultats.

Lorsque l'inflammation est devenue moins intense, il convient d'avoir recours aux collyres astringents.

M. Billard rapporte qu'à l'infirmerie de Londres, on se contente presque toujours de laver les yeux avec une solution d'alun, et de donner à l'intérieur la magnésie; ce simple traitement, ajoute M. Billard, réussit très bien. On peut encore, d'après le même auteur, employer avantageusement le nitrate d'argent, à la dose de deux grains (1) dissous dans une once d'eau; on introduit cette dissolution entre les paupières.

Dans beaucoup de cas, nous nous sommes très bien trouvé de l'application d'un petit vésicatoire derrière chaque oreilles : ces exutoires conviennent sur-tout lorsque la maladie a succédé à la suppression d'une suppuration habituelle.

Lorsque l'ophtalmie est de nature syphilitique, on se trouve ordinairement bien des insufflations de calomel, que l'on répète plusieurs fois le jour, en ayant soin d'évacuer auparavant tout le pus retenu derrière les paupières : nous avons souvent employé ce moyen avec le plus grand succès.

DE LA RÉTENTION D'URINE.

Causes. La rétention d'urine qui affecte les nouveau-nés, tient le plus souvent au spasme du col de la vessie,

(1) On porte successivement la dose jusqu'à six grains.

déterminé, ou par l'impression brusque du froid, ou bien encore, comme le dit M. Capuron, par les qualités trop irritantes du lait maternel.

Symptômes. Les petits malades font de vains efforts pour uriner, et sont dans un état continuel de souffrance et d'agitation. La région hypogastrique augmente de volume et devient douloureuse à la moindre pression. A ces symptômes se joignent bientôt de la fièvre, des convulsions, et la mort ne tarde pas à arriver, si on ne se hâte de vider la vessie de l'urine qu'elle contient.

Traitement. Le spasme du col de la vessie étant la cause de la rétention, il faut avoir recours aux bains tièdes, aux fomentations et aux cataplasmes émolliens et légèrement narcotiques sur l'hypogastre, aux injections émollientes dans le rectum, et aux boissons adoucissantes.

Si ces moyens ne déterminaient pas promptement l'émission des urines, il faudrait avoir recours au cathétérisme et continuer ensuite l'usage des moyens indiqués ci-dessus.

Si le lait que prend l'enfant était par trop irritant, on mettrait la nourrice à un régime adoucissant et à l'usage des boissons délayantes.

DE L'INCONTINENCE D'URINE.

Causes. Cette affection, qui paraît être plus commune chez les petites filles que chez les petits garçons, est due le plus souvent au relâchement ou à la paralysie du col de la vessie.

Symptômes. Les enfans sont continuellement mouillés par l'urine, dont le contact avec la peau détermine de la rougeur et des excoriations qui entraînent de cruelles souffrances.

Traitement. L'incontinence d'urine chez les enfans nouveau-nés guérit souvent d'elle-même, et ne nécessite ordinairement que des soins de propreté; cependant il convient dans certains cas d'avoir recours aux injections et aux applications toniques : on s'est quelquefois bien trouvé des bains d'eau minérale.

DE LA PRÉSENCE DES TESTICULES DANS LE PLI DES AÎNES.

Les testicules ne descendent pas toujours dans les bourses au septième mois de la vie intra-utérine : l'un d'eux peut être retenu à l'anneau du grand oblique, et former dans la région inguinale une tumeur que l'on ne confondra jamais avec une hernie, à cause de sa consistance et de son extrême sensibilité, et aussi parce que la bourse correspondante est vide.

Traitement. On favorise la descente du testicule arrêté, en produisant le relâchement de l'anneau par l'usage des bains et des cataplasmes émolliens et narcotiques.

DE L'INFLAMMATION DE L'OMBILIC.

L'ombilic devient quelquefois, du troisième au quatrième jour de la naissance, le siége d'une inflammation plus ou moins vive, dont il n'est pas toujours facile de reconnaître la cause; cependant on a pu, dans certains cas, l'attribuer à la rancidité des corps gras, appliqués sur la compresse destinée à envelopper le cordon ombilical.

Cette inflammation doit être traitée par les bains tièdes et les applications émollientes. Il convient quelquefois, sur-tout dans les derniers temps, d'avoir recours à l'usage de lotions toniques.

---

* DU FONGUS DE L'OMBILIC.

Il n'est pas très rare de voir se manifester à l'ombilic des enfans, immédiatement après la chute du cordon, une petite tumeur mollasse et pédiculée donnant lieu à une suppuration plus ou moins abondante.

Cette excroissance, qui n'a rien de bien grave par elle-même, augmente quelquefois de volume et persiste pendant des temps infinis, lorsqu'on ne lui oppose pas le traitement qu'elle réclame.

Les moyens qui ont été jusqu'à ce jour employés avec le plus de succès, sont la ligature, l'excision et la cautérisation avec le nitrate d'argent. Il convient dans tous les cas de couvrir l'ombilic d'un pansement simple, maintenu au moyen d'un petit bandage de corps médiocrement serré.

DES ULCÉRATIONS DE L'OMBILIC.

Lorsque le cordon vient à se séparer trop promptement de l'ombilic, il se forme quelquefois à la place qu'il occupait, une ou plusieurs ulcérations dont la guérison se fait plus ou moins long-temps attendre.

Ces ulcérations, lorsqu'elles sont de bonne nature, doivent être pansées simplement avec un linge enduit de cérat, de la charpie et quelques compresses, le tout maintenu en place au moyen d'un bandage de corps. Si les petites plaies étaient accompagnées d'atonie ou d'inflammation, on aurait recours, dans le premier cas, aux applications toniques, et, dans le second, aux applications émollientes.

Si on avait quelque raison de soupçonner une cause syphilitique, on se comporterait comme il a été dit en traitant de la syphilis.

DE L'HÉMORRAGIE OMBILICALE.

Lorsque, après la chute du cordon, la cicatrice de l'ombilic ne se fait pas d'une manière complète, on voit quelquefois s'échapper par la plaie qui persiste une quantité de sang assez considérable pour mettre en péril les jours de l'enfant.

Une compression, méthodiquement exercée, suffit pour arrêter l'hémorragie. La cautérisation, proposée par quelques auteurs, est souvent d'un usage difficile; elle n'est pas d'ailleurs sans danger.

DES EFFLORESCENCES CUTANÉES.

La peau des enfans nouveau-nés, est souvent le siége d'éruptions variables par leur forme et par le siége qu'elles affectent.

Tantôt ce sont de petites vésicules remplies de sérosité et qui occupent les mains et les poignets; d'autres fois au contraire, l'éruption consiste en une infinité de petits boutons rouges ou blancs, qui se manifestent de préférence à la face, au col et à la poitrine.

Causes. Les efflorescences tiennent presque toujours au défaut de soins de propreté ou au mauvais état des voies digestives, et n'offrent ordinairement par elles-mêmes aucun danger. Cependant leur répercussion pourrait être suivie d'accidens plus ou moins fâcheux, ainsi que le prouve une observation rapportée par Armstrong.

Traitement. Les moyens hygiéniques suffisent ordinairement pour conduire les enfans à guérison. Cependant, lorsque l'estomac et les intestins sont embarrassés, on est souvent obligé d'avoir recours à de légers évacuans.

DE L'ÉRYTHÈME.

(*Érythema.*)

Dans la nouvelle méthode du professeur Alibert, l'érythème constitue un genre du groupe des dermatoses eczématiques. Quelques espèces ou variétés vont seulement nous occuper ici.

L'érythème est une phlegmasie superficielle de la peau, caractérisée par des plaques rouges plus ou moins larges et irrégulièrement circonscrites.

Causes. L'érythème est idiopathique ou symptomatique; dans le premier cas, il reconnaît pour cause tout ce qui peut irriter la peau. Ainsi chez les enfants, le contact des matières fécales, de l'urine, ou de linges rudes et grossiers, donne souvent lieu à l'*érythème intertrigo*. La piqûre d'une épingle, d'un insecte venimeux, l'action du calorique, une opération quelconque qui intéresse les téguments, sont fréquemment suivies de l'érythème que nous nommerons *vulgaire*.

L'érythème peut être symptomatique d'une autre affection, d'une irritation gastro-intestinale, par exemple; alors il revêt le type de phlegmasie intérieure, qu'il représente au-dehors.

Symptômes. L'*érythème vulgaire* paraît ordinairement

en même temps que s'exerce l'action de la cause occasionelle, ou immédiatement après qu'elle a agi; c'est-à-dire, qu'on n'observe pas de symptômes généraux. On aperçoit sur la peau des taches irrégulières, de la grandeur d'une petite pièce de monnaie, distinctes ou confondues ensemble de manière à former des plaques d'un rouge superficiel, d'abord peu intense et qui disparaît sous la pression du doigt. La chaleur et la démangeaison accompagnent presque toujours ces plaques morbides, sur-tout quand elles sont produites par la piqûre d'un insecte; dans ce cas elles deviennent proéminentes, forment de petits nœuds bien appréciables au toucher. Cette disposition se remarque aussi lorsque l'érythème est lié à une affection gastro-intestinale, mais dans des conditions que l'on ignore. Lorsque l'affection viscérale est intermittente, l'érythème revêt le même type, seulement il paraît presque toujours entre les paroxismes, et disparaît pendant les accès.

Dans l'*érythème intertrigo*, la rougeur est plus foncée, l'épiderme est soulevé par une matière séro-purulente de mauvaise odeur; le derme soulevé s'ulcère légèrement; les enfans poussent des cris, refusent le sein de leur nourrice, et perdent le sommeil. Cet érythème siége spécialement au périnée, au scrotum, aux grandes lèvres. Il est toujours produit par le contact des matières excrémentitielles.

Diagnostic. Un grand nombre de maladies cutanées débutent par des plaques rouges : il paraît assez difficile de distinguer, dans les premiers instans de son existence, l'érythème d'avec d'autres dermatoses eczématiques, exanthématiques, etc.

L'on n'observe pas dans l'*érythème* la rougeur intense, la tuméfaction, la douleur, la chaleur âcre et brûlante, les symptômes fébriles qui décèlent l'*érysipèle*, que l'on a voulu à tort regarder comme un degré plus avancé de la *cutite*.

La roséole, la rougeole, la scarlatine ont des caractères qui leur sont propres, et qui empêchent de les confondre avec l'érythème.

L'érythème *intertrigo* pourrait être confondu d'abord avec une période de la dartre squammeuse humide, ou avec la syphilide; mais les taches syphilitiques sont toujours constituées par des plaques cuivrées, grisâtres, d'un rouge obscur, tandis que l'érythème présente seulement une couleur rouge uniforme, quelquefois assez pâle; il y a d'ailleurs ordinairement d'autres symptômes vénériens quand la peau est affectée de cette maladie.

La dartre squammeuse humide se distingue de l'érythème *intertrigo* par des écailles plus ou moins transparentes, par des vésicules pustuleuses plates que l'on remarque presque toujours sur les bords. La rapidité avec laquelle se dissipe l'érythème lorsqu'on éloigne les causes qui l'ont déterminé, ou qu'on y apporte un remède approprié, dissipera les doutes qui pourraient rester, et évitera qu'on ne le prenne pour une de ces maladies, toutes contagieuses, ou rebelles au meilleur traitement.

Tout le monde connaît les engelures, et personne ne les confondra avec les autres maladies.

Pronostic. Par lui-même l'érythème n'est jamais grave: lorsqu'il ne disparaît pas spontanément, il cède très rapidement à une médication méthodique.

Durée et terminaison. L'érythème dure un ou deux septenaires, et se termine le plus ordinairement par résolution; quelquefois par une exsudation de matière séro-purulente, ou par des ulcérations plus ou moins profondes du derme.

Quand l'érythème est idiopathique, il faut faire disparaître les causes qui ont donné lieu à son développement. La propreté, des lotions émollientes, les bains tièdes, sont les meilleurs moyens à employer dans l'érythème *intertrigo*.

Si l'érythème est symptomatique, il faut diriger les moyens contre la maladie principale; les délayans et les émissions sanguines sont indiqués dans le cas de gastro-entérite continue; le quinquina et le sulfate de quinine sont indispensables lorsqu'il y a des intermittences dans l'affection.

DE LA SUPPURATION DES OREILLES.

Le suintement qui survient derrière les oreilles de certains enfans est le plus souvent favorable à leur santé, et doit être respecté; sa suppression brusque pourrait donner lieu aux plus graves accidens.

Il faut donc, dans presque tous les cas, s'en tenir aux soins de propreté, et panser simplement avec un linge, de la charpie ou de la poirée enduite de beurre frais.

Si les ulcérations étaient de mauvais caractère, on leur opposerait les remèdes indiqués par leur nature.

DES GERÇURES.

Les enfans nouveau-nés sont souvent affectés de gerçures dans les endroits où la peau forme des plis. C'est le plus ordinairement au couet dans les régions inguinales que se rencontrent ces solutions de continuité. Les gerçures sont toujours précédées d'une rougeur plus ou moins intense de la peau, et se manifestent de préférence chez les enfans doués de beaucoup d'embonpoint. La malpropreté paraît aussi avoir une influence toute particulière sur leur développement.

On prévient quelquefois les gerçures par de fréquentes lotions émollientes, et en couvrant les endroits menacés, de poudre de licopode, d'amidon ou de bois vermoulu et tamisé. Les mêmes moyens conviennent encore lorsque la peau est excoriée.

Il ne faut, dans aucun cas, employer les poudres d'oxide blanc de plomb, car elles pourraient produire des coliques, et même des convulsions.

DES CONVULSIONS.

Causes. Les convulsions qui affectent les nouveau-nés peuvent être occasionées par la compression qu'a subi l'enfant lors de l'accouchement, par la rétention du méconium, par l'impression brusque du froid et de l'humidité, par les mauvaises qualités du lait de la nourrice, par la présence de vers dans le canal intestinal, par la suppression d'un exanthème, etc.

Il est de remarque que les enfans d'une constitution molle et délicate y sont plus sujets que les autres.

Symptômes. Les convulsions sont souvent précédées de stupeur, d'assoupissement, de raideur dans les membres, de mouvemens brusques, d'agitation dans les yeux, quelquefois même de strabisme.

Les accès sont sur-tout caractérisés par les mouvemens spasmodiques des muscles de la face, par la rotation continuelle ou la fixité des globes oculaires, et par la torsion et l'extension violente des membres. Dans certains cas, la peau du visage est fort injectée; dans d'autres, elle est d'une pâleur remarquable.

Marche. Les convulsions peuvent être continues; mais

le plus ordinairement elles se répètent à des intervalles plus ou moins éloignés, et vont tantôt en diminuant d'intensité, tantôt, au contraire, en augmentant de force et de fréquence : dans ce dernier cas, la vie des enfans est mise dans le plus grand danger.

Pronostic. Grave en général, cependant il varie selon les causes de la maladie, l'intensité des symptômes et la résistance que présentent les petits malades.

Traitement. Il faut d'abord s'attacher à faire disparaître, autant que possible, les causes qui ont déterminé les accès, et opposer ensuite à ces derniers les remèdes qu'ils réclament.

Quelques sangsues derrière les oreilles sont très utiles lorsqu'il y a congestion au cerveau : les dérivatifs vers les membres inférieurs et le canal intestinal doivent être aussi employés. Dans les autres cas, on retire ordinairement de bons effets de l'usage des bains tièdes, et généralement de tous les anti-spasmodiques administrés à l'extérieur et à l'intérieur. Les auteurs vantent beaucoup l'eau de fleur d'oranger, les gouttes d'Hoffman, le camphre, l'assa fœtida, le castoréum, etc.

DE L'ŒDÈME DES ENFANS NOUVEAU-NÉS.

(*Endurcissement du tissu cellulaire*, *sclérème*, etc.)

On a cru pendant long-temps que cette maladie consistait dans une véritable induration du tissu cellulaire; mais il est aujourd'hui bien reconnu que les propriétés de ce tissu n'éprouvent aucune espèce de changement, et que la dureté qu'on rencontre tient seulement à la distension très grande de ses cellules par l'accumulation d'une abondante sérosité. Il ne faut pas, ainsi que l'observe M. Billard, dans son excellent ouvrage, confondre cette maladie avec l'endurcissement du tissu adipeux qui peut exister avec ou sans infiltration du tissu cellulaire, et qui survient le plus ordinairement au moment même de la mort des enfans, lorsque la chaleur commence à les abandonner. Dans cette dernière maladie, le tissu adipeux est ferme, dur comme du suif, et véritablement figé (M. Billard.)

L'œdème des nouveau-nés peut être local ou général. Il survient le plus ordinairement du premier au huitième jour de la naissance; quelquefois les enfans en sont affectés lorsqu'ils naissent.

Causes prédisposantes. La faiblesse des enfans, une mauvaise nourriture et un état de pléthore prononcé, disposent singulièrement à la maladie dont il s'agit.

Causes occasionelles. Tous les obstacles à la circulation du sang et à la transpiration cutanée peuvent être regardés comme autant de causes capables de déterminer l'œdème du tissu cellulaire.

Symptômes. Les parties qui sont le siége de l'inflammation sont tuméfiées, tendues, et présentent une résistance semblable à celle qu'on éprouve lorsqu'on touche un corps solide : leur température est ordinairement plus basse que de coutume. La peau est sèche et conserve souvent la couleur rouge ou violacée qu'elle présente au moment de la naissance. La respiration est presque toujours embarrassée, le cri pénible et étouffé.

L'œdème des nouveau-nés se complique très souvent de l'ictère et de l'inflammation des voies digestives.

Pronostic. Lorsque la maladie est simple et exempte de toute complication, elle peut très bien guérir; mais lorsqu'elle est occasionée ou entretenue par une autre affection grave, elle détermine le plus souvent la mort des enfans.

Traitement. La surabondance du sang étant une des causes principales de la maladie, il faut d'abord avoir recours à quelques évacuations sanguines. On s'attachera ensuite à rétablir la transpiration en faisant quelques frictions irritantes, et en tenant les enfans constamment enveloppés de laine; quelques bains de vapeur ou d'eau chaude pourront devenir très utiles; il sera toujours essentiel que l'enfant ait une bonne nourrice. Si une inflammation franche venait à se manifester, il faudrait la combattre par les moyens appropriés.

DE LA VARIOLE.

(*Petite Vérole.*)

La variole affectant quelquefois le fœtus et l'enfant qui vient de naître, nous avons cru devoir lui consacrer quelques pages.

La variole peut se manifester chez les individus de tous les âges, mais elle attaque de préférence ceux de la seconde enfance. Mauriceau, Mead, Murray, etc., ont vu naître des enfans avec la petite vérole, et, tout récemment, un médecin de Paris a communiqué à l'Académie les observations de deux enfans nés avec cette éruption.

La variole est, de tous les exanthèmes, celui qui se communique avec le plus de facilité. On peut la contracter par le contact immédiat de personnes qui en sont actuellement affectées, ou par celui des vêtemens qui leur ont servi, ou bien encore par le séjour au milieu d'un air chargé de miasmes varioliques.

La variole est sur-tout caractérisée par le développement, sur la peau, de boutons déprimés à leur centre, qui se dessèchent au bout de 10 à 12 jours pour faire place à des croûtes dont la chute est suivie de cicatrices indélébiles.

La variole n'attaque ordinairement qu'une fois dans la vie. Cependant, on a eu occasion d'observer des individus qui en avaient été atteints deux et même trois fois.

A l'exemple de M. Alibert et de la plupart des pathologistes, nous reconnaîtrons trois espèces de varioles, savoir : la *discrète*, la *confluente*, et la *modifiée*.

La variole discrète est ainsi nommée parce que les pustules qui la constituent sont en petit nombre, et que les symptômes généraux n'ont que peu d'intensité.

La variole confluente est celle dans laquelle les boutons se touchent et sont accompagnés d'accidens généraux très fâcheux. Les organes de la digestion sont souvent le siége d'une inflammation qui aggrave singulièrement la maladie.

La variole modifiée (*varioloïde*) consiste dans une éruption de pustules qui ressemblent beaucoup à celles de la variole, mais qui sont plus coniques qu'elles. Ces pustules ne suppurent que très rarement, et laissent après elles une cicatrice proéminente.

Causes. Ces trois espèces de varioles reconnaissent pour cause un principe contagieux qui échappe encore à tous nos moyens d'investigation.

Ce principe n'agit pas sur tous les individus avec la même force ; il en est même sur lesquels il n'a aucune espèce d'action.

La variole règne presque toujours épidémiquement ;

elle revêt, dans tous les cas, la physionomie de la constitution médicale qui domine.

Périodes. On peut admettre, dans la marche de la variole, six périodes bien distinctes, savoir : 1° celle d'*incubation*, 2° celle d'*invasion*, 3° celle d'*éruption*, 4° celle de *suppuration*, 5° celle de *dessiccation*, 6° enfin celle de *desquamation.*

Incubation. La période d'incubation comprend tout l'intervalle qui s'écoule depuis le moment du contact jusqu'à l'apparition des premiers boutons. Cette période dure de trois à huit jours, quelquefois plus.

Invasion. Les malades accusent d'abord un malaise général ; quelquefois des symptômes gastriques très prononcés se manifestent. L'état du pouls indique d'ailleurs le trouble qui existe dans toute l'économie : il survient des nausées, des vomissemens, de la gêne dans la respiration et la déglutition. Le sommeil est agité ; il y a quelquefois du délire et des convulsions.

Dans certains cas, l'éruption n'est précédée d'aucun symptôme fébrile ; d'autres fois, au contraire, les boutons ne paraissent qu'après plusieurs jours d'une fièvre très intense.

Éruption. Elle se manifeste par l'apparition, sur la peau, de petites taches rouges qui ressemblent assez bien à des piqûres de puces, et qui se montrent d'abord à la face, pour se répandre ensuite sur le col, le corps et les membres.

Vers le second jour, au lieu de taches, on trouve des boutons plus ou moins proéminens, d'un blanc argenté, déprimés à leur centre, et entourés d'un cercle inflammatoire plus ou moins étendu.

Suppuration. Du huitième ou dixième jour, le liquide

contenu dans les vésicules passe à l'état de suppuration; l'inflammation de la peau semble s'accroître pour un instant; les malades sont souvent pris de diarrhée.

Dessiccation et *desquamation*. Du douzième au quatorzième jour les boutons se dessèchent et se couvrent de croûtes brunes plus ou moins épaisses, qui se détachent du vingt au vingt-cinquième jour, laissant à leur place une cicatrice enfoncée, inégale, rougeâtre et qui par suite devient plus blanche que le reste de la peau.

Diagnostic. Rien de plus facile à reconnaître que la variole. La forme ombiliquée des boutons suffit à elle seule pour empêcher toute espèce de méprise.

Pronostic. La variole est généralement considérée comme une affection grave : cependant, son pronostic varie nécessairement selon les circonstances qui l'accompagnent; l'âge et la santé antérieure des individus ont aussi une influence marquée sur l'issue de l'affection.

On peut dire, d'une manière générale, que la variole discrète, ainsi que celle que nous avons appelée modifiée, sont rarement dangereuses, tandis que la confluente met souvent les jours des malades en danger. Lorsque la maladie n'a pas une issue fâcheuse, il arrive souvent qu'elle laisse à sa suite des ophtalmies rebelles, la perte de la vue, celle de l'ouïe, des dépôts, des suppurations abondantes, etc.

Traitement préservatif. Il consiste dans l'inoculation de la variole elle-même, ou dans la vaccination.

On sait aujourd'hui que ce dernier moyen ne préserve pas toujours, ou qu'il ne préserve quelquefois que pour un certain temps, puisqu'on a eu occasion d'observer la variole chez des individus qui avaient été vaccinés avec tout le succès désirable; mais on sait aussi qu'alors la variole est toujours très bénigne, et, partant, sans aucun danger.

Traitement curatif. On doit sur-tout avoir en vue de favoriser le travail de la nature, et d'écarter des malades tout ce qui pourrait les troubler.

Une diète sévère, des bains chauds, des tisanes adoucissantes et légèrement diaphorétiques sont souvent d'un grand secours.

Lorsque les boutons ont peine à s'ouvrir, on soulage beaucoup les malades en pratiquant une ponction à l'aide d'une lancette.

Quelques auteurs disent avoir réussi à faire avorter l'éruption en cautérisant les boutons avec le nitrate d'argent; mais ce moyen est très dangereux, et un médecin prudent ne saurait y avoir recours : on pourrait tout au plus l'employer à la face pour prévenir les cicatrices difformes qui s'y établissent quelquefois.

Bien entendu que dans le cas où l'éruption serait compliquée d'inflammation du côté de la tête, de la poitrine ou du ventre, il faudrait se hâter de mettre en usage les moyens propres à combattre ces complications.

Si l'éruption venait à disparaître, on pourrait retirer de bons effets de l'usage des sinapismes et des vésicatoires.

FIN.

NOTES.

I. Dans beaucoup de feuilles de notre ouvrage, le nom de Désormeaux se trouve précédé de la lettre M.; c'est qu'à l'époque où ces feuilles ont été imprimées l'auteur vivait encore.

II. Page 73, art. Dépendances du fœtus.

Depuis l'impression de cet article, où nous avons dit que les dépendances du fœtus étaient privées de nerfs, sir Éverard Homme, vice-président de la société royale de Londres, a publié, dans le journal des progrès des sciences et institutions médicales, volume V, tome 17, 1829, un mémoire sur l'existence de nerfs qu'il a découverts dans le placenta, dans les membranes et dans le cordon ombilical. L'auteur a fait suivre son travail d'une planche représentant d'une manière très distincte la disposition de ces nerfs.

III. Page 198, ligne 16. (Positions de la face.)

« *Dans les positions directes*, on refoule d'abord au-dessus du détroit supérieur, afin de rendre la tête plus libre, on convertit ensuite en diagonale, et on attire la tête dans l'excavation, en ayant soin, *dans la première seulement*, de repousser la face en haut et en arrière, afin de rapprocher, autant que possible, l'occiput du centre du bassin. »

« Une fois la tête dans l'excavation, on se comporte comme il a été dit pour le détroit inférieur. »

« Dans les positions diagonales, on n'a que faire de refouler la tête, on l'attire de suite dans l'excavation. »

Nota. Depuis l'impression des lignes qui précèdent, nous avons apporté dans la manœuvre des positions de la face au détroit supérieur, des changemens que nous regardons comme très importans, puisqu'ils permettent à l'accoucheur, en manœuvrant, de se rapprocher, autant que possible, du mécanisme de l'accouchement naturel.

Ainsi, dans les positions où le front du fœtus se trouve dirigé en avant, au lieu d'engager la tête dans l'excavation du bassin pour lui faire subir, seulement alors, le mouvement de bascule au moyen duquel elle doit se trouver redressée, c'est avant que de l'engager au détroit supérieur que nous lui imprimons ce mouvement, après, toutefois, l'avoir refoulée de bas en haut, afin de la rendre autant mobile que possible. De cette manière, nous rendons le redressement plus facile, puisque nous agissons dans un espace plus large, et qui n'est point, comme la cavité du bassin, borné par des parois osseuses. D'un autre côté, nous faisons disparaître toutes les difficultés qu'on éprouvait à engager la face à travers le détroit abdominal.

Voici maintenant comment il convient de procéder :

Ire POSITION DIRECTE DE LA FACE AU DÉTROIT SUPÉRIEUR DU BASSIN.

Le forceps étant appliqué d'après les règles prescrites pour les positions directes (*voy*. page 184), et les mains disposées comme il a été dit pour le détroit supérieur, on refoule d'abord la tête au-dessus de ce détroit, et on la place en première ou en deuxième diagonale. Appliquant ensuite les quatre doigts de la main qui se trouve en dessous des cuillères sur les parties latérales du nez, deux de chaque côté, on repousse la face en haut, en même temps qu'avec le forceps on abaisse l'occiput. Ce mouvement de bascule, se passant entre les branches de l'instrument et dans l'intérieur même de la matrice, doit nécessairement présenter beaucoup moins de difficultés que lorsqu'on cherchait à l'exécuter dans l'excavation du bassin.

Une fois la tête redressée, on se comporte absolument de même que dans les positions du sommet.

Nota. La précaution qu'on prend ordinairement, après le redressement opéré, de faire glisser les cuillères du forceps dans le sens exact du diamètre occipito-mentonnier, en écartant et en relevant un peu le manche de l'instrument, nous paraît tout-à-fait inutile, puisqu'on peut fort bien extraire la tête en laissant les branches dans la position qu'elles occupent après le mouvement de bascule imprimé.

Ce que nous venons de dire pour la première position directe de la face, s'applique aux deux premières diagonales. Seulement, dans ces dernières, on a de moins à faire le mouvement qui doit ramener la tête de directe en diagonale.

IIe POSITION DIRECTE DE LA FACE AU DÉTROIT SUPÉRIEUR DU BASSIN.

Ici encore nous avons apporté des changemens qui nous paraissent d'autant plus importants que nous ne comprenons pas comment on a pu conseiller de convertir seulement en diagonale, et d'engager ensuite la face dans la position qu'elle occupe pour faire sortir le menton en premier lieu. Comme si, pour que le menton arrive au détroit inférieur du bassin, il ne fallait pas que la partie supérieure de la poitrine s'engageât aussi dans le bassin ; de telle sorte qu'en attirant la face dans la position qu'elle affecte, ce n'est pas seulement la tête qu'on entraîne dans l'excavation, mais encore la partie supérieure du thorax. On devine bien tous les obstacles et tous les dangers que doit présenter une semblable manœuvre. Or, pour obvier aux uns et aux autres, voici ce que nous conseillons :

1° Appliquer le forceps en suivant les règles prescrites ;

2° Refouler la tête au-dessus du détroit supérieur pour la rendre plus mobile ;

3° Convertir en troisième ou en quatrième diagonale ;

4° Imprimer à la tête le mouvement de bascule par lequel l'occiput doit se trouver ramené au centre du bassin ;

5° Enfin se comporter pour le reste comme dans la position correspondante du sommet de la tête.

Voici d'ailleurs comment il convient d'agir : le forceps étant appliqué et les mains disposées comme au détroit supérieur, on refoule la tête en lui imprimant de petits mouvemens latéraux, et on la place en troisième ou en quatrième diagonale ; déprimant ensuite le manche de l'instrument vers la partie interne et posterieure de la cuisse droite de la femme, si on a converti en troisième diagonale, et vers celle de la cuisse gauche, si on a converti en quatrième, on glisse toute la main droite, portée en pronation forcée, dans le premier cas, et toute la main gauche dans le second, au-devant du forceps, jusque sur les parties latérales du nez, et on refoule la face en haut, pendant qu'avec le forceps on abaisse l'occiput.

Une fois la tête redressée, on se comporte pour le reste comme dans la position correspondante du sommet.

Ce que nous venons de dire pour la deuxième directe s'applique aux troisième et quatrième diagonales; seulement dans ces deux dernières, on a de moins à faire le mouvement qui doit ramener la tête de directe en diagonale.

IV. Page 225, ligne 7 et suivantes. « Pour obtenir un écartement plus grand, il faut nécessairement agir avec plus ou moins de force sur les cuisses ou sur les os des îles, etc.

Note. Depuis l'impression de ces lignes, nous nous sommes assuré, par de nouvelles expériences, qu'une fois la symphyse divisée, il est, dans tous les cas, préférable d'abandonner l'écartement aux efforts que fait la nature pour expulser le fœtus, plutôt que d'exercer sur les hanches et sur les cuisses, des pressions dont il est impossible de calculer les effets.

V. Page 337, ligne 16 (*Moyens proposés contre la leucorrhée.*)

Note. Depuis l'impression de cet article, un nouveau remède a été tenté par un médecin étranger, M. le docteur *Marshall-Hall*, et le succès a dépassé son attente, puisqu'il a pu guérir, dans l'espace de quelques jours, et sans le moindre inconvénient pour les malades, des fleurs blanches qui dataient de plusieurs années.

Le moyen employé avec tant d'avantage, par le docteur *Marshall-Hall*, est le seigle ergoté. Nous avons nous-même, depuis quelques mois, administré ce remède à plusieurs malades affectées de leucorrhée plus ou moins ancienne, et, chez toutes, la guérison a eu lieu en un temps assez court. Nous allons exposer ici l'histoire de trois de ces malades.

Ire OBSERVATION.

Mademoiselle Félicité G***, âgée de trente ans, d'un tempérament lymphatique et d'une constitution assez délicate, était affectée, depuis près de trois ans, de fleurs blanches tellement abondantes, qu'elle ne pouvait faire un pas sans être garnie. Avant le commencement de sa maladie, mademoiselle G*** habitait la campagne, et jouissait alors d'une brillante santé.

Depuis quelques mois, les forces de mademoiselle G*** avaient singulièrement diminué; le moindre exercice lui causait une fatigue extrême, ses digestions étaient très pénibles, des tiraillemens douloureux se faisaient sentir dans la région épigastrique, une petite toux sèche avait lieu durant la nuit, et la malade était privée de tout sommeil; il y avait de la fièvre chaque soir. Les organes génitaux et la partie supérieure et interne des cuisses étaient le siége d'un gonflement des plus considérables; de larges excoriations existaient dans plusieurs points : le moindre mouvement occasionait des douleurs insupportables, et la malade était obligée de garder le lit, en ayant soin de tenir ses cuisses écartées l'une de l'autre.

Le liquide excrété n'avait que peu de consistance; il était blanchâtre, et laissait sur le linge une tache tirant sur le vert. Du reste il était fort irritant, puisqu'il enflammait et excoriait toutes les parties avec lesquelles il se trouvait en contact; il répandait un peu d'odeur, malgré les soins de propreté les plus scrupuleux.

Appelé près de la malade, nous l'interrogeâmes avec soin sur les antécédents; nous examinâmes avec beaucoup d'attention les parties malades, et nous pûmes nous assurer sans peine que la leucorrhée était simple, et non entretenue par une maladie organique quelconque : dès lors nous crûmes devoir entreprendre de la guérir.

Convaincu du peu d'efficacité des moyens ordinaires, nous résolûmes d'essayer l'emploi du seigle ergoté, après avoir toutefois pris l'avis de M. le docteur *Bocquet*, qui avait été consulté avant nous par la malade.

Le premier jour, mademoiselle G*** prit moitié de la dose prescrite par le docteur *Marshall-Hall*, c'est-à-dire neuf grains en trois fois, et à quatre heures de distance; elle fut d'ailleurs mise à l'usage d'une légère infusion de camomille romaine. Le remède ne causa aucune espèce d'incommodité.

Le deuxième jour, la dose du seigle fut augmentée de quatre grains, et administrée de la même manière que la première fois; l'infusion de camomille fut continuée.

Le troisième jour, la dose du remède fut encore augmentée de quelques grains.

Le quatrième jour, l'écoulement était déjà moins abondant, et l'espoir commençait à renaître chez la malade.

Les jours suivants, on continua l'usage du seigle sans en augmenter la dose, et au bout de dix jours la guérison fut complète. Il ne survint, durant le traitement, aucune espèce d'accident.

Deux mois se sont écoulés depuis que mademoiselle G*** est guérie, et ses fleurs blanches n'ont pas reparu. Aujourd'hui toutes ses fonctions se font bien, et elle a déjà repris une grande partie de l'embonpoint qu'elle avait perdu pendant sa maladie.

IIe OBSERVATION.

Madame Sp***, âgée de 31 ans, ayant eu plusieurs enfants, était sujette, depuis sa dernière couche, qui eut lieu en 1827, à un écoulement très abondant par les organes de la génération. Les règles ne venaient plus à leur époque, et leur quantité était beaucoup moindre que de coutume. L'embonpoint se perdait chaque jour, l'appétit diminuait, les digestions devenaient laborieuses, des tiraillements très incommodes se faisaient sentir du côté de l'estomac, les forces s'épuisaient, et la malade ne pouvait plus se livrer à aucune espèce d'exercice.

Cependant Madame Sp*** avait consulté plusieurs médecins, et beaucoup de remèdes lui avaient été successivement administrés.

Appelé près de la malade, nous cherchâmes à nous éclairer sur les causes qui avaient pu déterminer la maladie ; après quoi nous touchâmes, pour nous assurer de l'état dans lequel se trouvaient les parties affectées; nous ne rencontrâmes aucune lésion grave, et nous conçumes l'espoir d'obtenir un second succès.

Nous administrâmes le seigle ergoté de la même manière et avec les mêmes précautions que chez la malade qui fait le sujet de la première observation, et dès le troisième jour il y eut un mieux sensible du côté de l'écoulement. Cependant ce ne fut qu'au bout de quinze jours que la guérison fut complète.

Cette seconde malade ne fut pas plus incommodée de l'usage du remède que la première. Elle reprit, comme elle, successivement son embonpoint et ses forces, et depuis elle n'a pas cessé de jouir d'une brillante santé.

IIIe OBSERVATION.

Mademoiselle Rosalie B***, âgée de 18 ans, douée d'une bonne constitution, avait toujours joui d'une excellente santé jusqu'en 1828, époque à laquelle ses règles parurent pour la première fois ; l'éruption fut peu abondante, difficile, douloureuse, et accompagnée de symptômes généraux assez graves.

Le mois suivant, la menstruation ne reparut pas, mais à sa place on vit se manifester, par les parties, un écoulement blanc qui fut d'abord très abondant, diminua successivement, et disparut presque complètement au bout de quelques jours.

La troisième époque des règles fut aussi marquée par un écoulement blanc très abondant, mais qui, cette fois, au lieu de cesser au bout de quelques jours, persista sans relâche jusqu'au mois de décembre 1829. La malade dépérissait à vue d'œil, sa peau était d'une pâleur remarquable, ses mouvemens étaient lents et difficiles, ses digestions se faisaient avec peine; elle se plaignait à chaque instant de tiraillemens très douloureux du côté de l'estomac, et souvent elle était menacée de défaillances.

Lorsque nous vîmes la malade pour la première fois, nous fûmes vraiment effrayé de son état de faiblesse et d'épuisement. Ses parties génitales étaient tuméfiées, rouges, douloureuses, excoriées dans quelques points, et partout abreuvées d'un écoulement blanc des plus abondants. La partie supérieure et interne des cuisses, qui se trouvait continuellement en contact avec le liquide excrété, était elle-même le siége d'une inflammation érysipélateuse assez intense. Du reste, nous ne trouvâmes, du côté de la matrice, rien qui pût nous faire soupçonner une maladie grave de cet organe. Nous espérâmes donc être aussi heureux chez cette jeune malade que nous l'avions été chez les deux précédentes.

Après avoir calmé, par les moyens appropriés, l'inflammation qui existait aux parties génitales externes, nous eûmes recours à l'emploi du seigle ergoté, que nous administrâmes comme dans les deux cas précédens.

Chez cette dernière malade le mieux ne se manifesta pas aussitôt que chez les deux premières; ce ne fut qu'au bout de six jours que l'état des parties commença à devenir plus satisfaisant.

A compter de ce moment, la guérison ne se fit pas longtemps attendre; elle était complète le douzième jour. A cette époque, la malade avait recouvré l'appétit, elle digérait sans peine tout ce qu'elle prenait, la pâleur de sa peau était moins grande, elle se trouvait plus forte et plus agile; enfin sa santé était presque entièrement rétablie.

Depuis un mois, que tout traitement a cessé, les fleurs blanches n'ont pas reparu, et mademoiselle B*** a continué de se bien porter.

Nous pourrions encore consigner ici l'histoire des autres malades que nous avons traitées et guéries par l'usage du seigle ergoté; mais ces observations ayant, avec celles que nous venons de rapporter, la plus grande ressemblance, nous nous abstiendrons de les reproduire, persuadé d'ailleurs que les trois cas remarquables que nous venons d'exposer suffiront pour éveiller l'attention des praticiens sur un moyen qui paraît avoir une vertu toute spécifique contre la leucorrhée.

Maintenant, comment le seigle ergoté agit-il pour guérir

les fleurs blanches? C'est là une question que nous tâcherons de résoudre un peu plus tard; pour aujourd'hui, nous nous contenterons d'avoir prouvé, par des faits bien observés, que la leucorrhée ne doit plus être désormais considérée comme un des écueils de la médecine.

VI. Pag. 484, ligne 30 (article péritonite puerpérale). Depuis l'impression de cet article, un auteur portugais, M. Simaô José Fernandès, a publié, sur la péritonite puerpérale, un travail qui nous paraît être de la plus haute importance, puisqu'il se compose de faits nombreux et bien authentiques, tendant à prouver que la péritonite puerpérale ne résiste presque jamais à l'usage bien ordonné de l'essence de térébenthine.

Voici, entre autres faits, les observations de deux malades guéries, par le remède en question, par M. Brenau de Dublin.

PREMIÈRE OBSERVATION.

La malade accouche le 12.

Le 15, elle est prise d'une fièvre très violente, avec toux forte, et qui porte à crier à cause des douleurs du ventre, qui est excessivement sensible à la pression. (Essence de térébenthine appliquée sur l'abdomen ; on en donne à l'intérieur une cuillerée à soupe dans de l'eau sucrée).

Le 16, plus de douleurs; appétit; la malade a l'imprudence de prendre des alimens; elle retombe, et se trouve aussi mal que jamais. (Essence de térébenthine intérieurement et extérieurement). Soulagement.

La malade commet un nouvel écart de régime, et les symptômes reprennent une très grande intensité jusqu'au 21. Le cas est désespéré. On considère la malade comme moribonde. Vomissemens de bile verte. (Une once d'essence de térébenthine, répétée une heure après; nouvelle application sur le ventre.)

Le 22 au matin, amélioration; on trouve la malade à dormir. (Huile de castoréum, teinture de séné, et deux gros d'essence de térébenthine). Plusieurs selles ont lieu.

Les 23 et 24, la malade se porte mieux, prend des alimens et se lève.

Le 27, elle s'en va chez elle.

Je ne commenterai pas ce cas, dit Brenau. J'ai engagé des personnes de l'hôpital à l'observer, et je crois que, par sa nouveauté et son contraste avec la pratique qu'on y suivait, elles ne l'auront pas oublié.

Réflexions.

Voudrait-on attribuer la guérison à l'huile de castoréum ou à la teinture de séné? Nous répondrions que l'essence de térébenthine a suffi à elle seule pour dissiper, à deux reprises différentes, les accidens, et que ces deux substances ne lui ont été associées que lorsque l'amélioration était déjà bien marquée.

Il découle, d'ailleurs, de cette observation, que l'essence de térébenthine n'a pas l'inconvénient d'affaiblir comme les autres méthodes de traitement, ce qui permet de revenir plusieurs fois à son usage.

DEUXIÈME OBSERVATION.

Accouchement de deux enfans; travail difficile. Trois jours après, la malade est dans un état fâcheux qui se continue toute la nuit.

Le jour suivant, les craintes sont loin d'être diminuées. (On applique sur le ventre une flanelle imbibée d'essence de térébenthine; de plus on donne à l'intérieur une cuillerée à bouche du même remède.)

Deux heures après, la malade pousse des cris que lui arrachent ses douleurs abdominales. On enlève la flanelle qui avait déterminé une forte rubéfaction.

Quelques heures après, la malade se sent soulagée.

Le lendemain, les douleurs reviennent. (On donne à l'intérieur une cuillerée à bouche d'essence de térébenthine.) La malade en éprouve du soulagement.

On donne encore le médicament de temps en temps, pendant quatre jours, après lesquels la guérison est complète.

L'essence de térébenthine ayant été seule employée, cette seconde observation ne demande aucune réflexion.

Brenau cite encore quelques cas de sa pratique particulière, dans lesquels il fut aussi heureux que dans les deux précédens.

M. *Fernandès*, après les observations de *Brenau*, rapporte quatorze autres observations, toutes prouvant, de la manière la plus évidente, l'efficacité de l'essence de térébenthine contre la péritonite puerpérale.

Dans beaucoup de cas les évacuations sanguines ont précédé ou accompagné l'administration du remède, et on a remarqué que l'essence réussissait beaucoup mieux lorsque les malades n'avaient pas encore été soumises au traitement antiphlogistique. Pourtant, on conçoit bien que certaines complications pourraient réclamer impérieusement l'emploi de la saignée.

Voici une observation rapportée par *Payne*, et qui ne peut qu'ajouter à tout ce que nous avons déjà dit sur l'essence de térébenthine :

Constitution délicate, lymphatique.

Le 20, cinq jours après le travail qui fut de courte durée, douleur à la partie inférieure de l'abdomen, s'exaspérant beaucoup par la pression, plus aiguë sur le côté gauche dans le voisinage de l'aine, soif ardente, grande céphalalgie, pouls plein et fort (140 pulsations), nausées et vomissemens.

Comme la malade est constipée, on croit devoir lui donner une mixture saline; mais on n'en obtient aucune évacuation, et les douleurs se propagent à tout le ventre; des frissons surviennent, l'abdomen se ballonne, les lochies diminuent. (Mixture composée d'une once et demie d'essence de térébenthine, deux gros de miel et deux onces d'eau commune; à prendre en trois fois, de deux en deux heures.)

Le 21, les deux derniers tiers de la mixture furent donnés à la fois; ils produisirent plusieurs évacuations alvines; la malade se sentit soulagée.

Quelque temps après, la malade ayant reçu beaucoup de

visites, les accidens reparurent; on eut de nouveau recours à la mixture avec l'essence de térébenthine.

Le 22, la malade eut quatre heures de sommeil; son ventre était à peine sensible à la pression; cependant le pouls conservait encore une fréquence extraordinaire.

Quatre heures après, la malade se trouvait encore mieux; lait et gruau pour tout aliment. On suspend l'usage de la térébenthine.

La guérison ne tarde pas à être complète.

Réflexions. — Si les observations que nous venons de rapporter ne suffisaient pas pour porter la conviction dans l'esprit de nos lecteurs, nous pourrions y ajouter ce qu'ont dit d'autres auteurs célèbres.

John B. Douglas affirme n'avoir jamais ordonné ce remède à aucune malade, qu'elle n'ait recouvré la santé par suite de son administration. Il ajoute, qu'il a vu souvent l'application externe du médicament, sans son usage interne et sans le secours de la saignée, être entièrement efficace dans le traitement de la péritonite puerpérale.

Kinneir dit que l'essence de térébenthine est le plus précieux médicament dont on ait usé jusqu'à présent dans la péritonite puerpérale.

Le docteur *Magée* dit que l'essence de térébenthine agit comme spécifique contre la péritonite puerpérale, et que ce médicament n'a pas encore reçu toute l'attention dont il est digne.

Farre rapporte que dans une épidémie très meurtrière, où le traitement antiphlogistique avait toujours été sans succès, plusieurs malades ont dû leur salut à l'usage de l'essence de térébenthine, employée seule.

Mode d'administration.

Le médicament peut être administré intérieurement, par la bouche et en lavemens; extérieurement, en frictions et en fomentations sur l'abdomen.

La dose du remède ne doit jamais être portée au point de déterminer l'effet purgatif.

La dose ordinaire est d'un à trois gros; on la mêle avec du lait, une émulsion, de l'eau sucrée, une eau aromatique, etc. Cette dose pourra être répétée toutes les deux ou trois heures, ou à des intervalles plus longs ou plus rapprochés, selon le besoin. L'usage en sera continué jusqu'à ce qu'on ait obtenu l'effet désiré; peut-être même serait-il prudent de ne suspendre l'administration du remède que quelque temps après la disparition de tous les symptômes, afin de consolider la guérison, en diminuant, toutefois, progressivement la dose; cela n'empêcherait pas d'administrer conjointement d'autres médicamens, tels que toniques, purgatifs ou autres, selon l'indication, pour concourir au même but.

On peut diminuer la dose ou l'augmenter suivant les circonstances, et administrer l'essence depuis quelques gouttes jusqu'à deux onces et plus. Douglas et Kinneir pensent qu'il n'est pas nécessaire, ordinairement, de revenir à son administration plus de deux ou trois fois.

L'essence de térébenthine ne devant point agir sur les maladies qui peuvent compliquer la péritonite, il convient de faire précéder, accompagner ou suivre son administration de l'emploi des moyens propres à combattre les complications.

Comme le médicament donné à haute dose (de 1/2 once à 2 onces) produit l'effet purgatif, on devra lui donner la préférence, toutes les fois que l'indication de purger se présentera. On pourra donner la dose en une seule fois ou par fractions, seule ou mêlée à d'autres purgatifs, tels que l'huile de ricin, les sels neutres.

M. *Fernandès* pense que l'administration de l'essence en lavemens devrait être très avantageuse, parce que le remède agirait plus près des organes malades.

On peut faire, avec le médicament tiède, des frictions douces et légères sur l'abdomen.

On peut aussi placer sur le ventre des flanelles imbibées du remède, et les y laisser quinze, vingt minutes, et plus, si elles ne déterminent pas une rubéfaction trop forte.

Les applications externes peuvent suffire pour amener la

guérison ; mais il vaut toujours mieux réunir les deux modes d'administration.

Les observations et les opinions que nous avons rapportées, appartenant à des praticiens qui habitent un climat différent du nôtre, il sera peut-être convenable d'en tenir compte pour modifier les doses ; l'expérience résoudra la question.

VII. *Brise-tête*. M. Baudelocque a proposé dans ces derniers temps, pour broyer la tête du fœtus, une nouvelle pince en forme de forceps, dont le manche est traversé par une vis très forte, au moyen de laquelle s'opère le rapprochement des branches.

L'auteur dit s'être servi de son instrument avec succès.

VIII. *Intro-pelvimètre*. Madame Boivin a imaginé, aussi dans ces derniers temps, un instrument particulier pour mesurer le bassin. Cet instrument, qu'elle nomme *intro-pelvimètre*, est composé de deux branches, dont l'une doit être placée dans le rectum et l'autre dans le vagin. L'intro-pelvimètre pourra être fort utile dans certains cas : par exemple, lorsque l'entrée des parties sera encore fermée par la présence de l'hymen.

IX. *Nouveau levier*. Le même auteur a fait fabriquer un levier d'un nouveau genre, pour opérer le redressement de la tête du fœtus.

Si nous avions confiance au levier, nous donnerions certainement la préférence à celui de madame Boivin ; mais nous croyons fermement que, lorsque la tête du fœtus est renversée, le forceps est de tous les instrumens celui qu'il faut préférer.

X. *Nouveau porte-cordon*. M. Maygrier, à qui la science est déjà redevable de travaux fort utiles, vient d'imaginer un nouvel instrument pour reporter le cordon ombilical dans la matrice, lorsqu'il s'en est échappé prématurément. Cet instrument, tout simple qu'il est dans son mécanisme, nous a paru fort ingénieux.

XI. *Repoussoir*. Le même auteur a fait tout nouvellement

aussi exécuter un instrument destiné à repousser la tête du fœtus, lorsque son refoulement est indiqué. Nous ne saurions quant-à-présent nous prononcer sur le degré d'utilité de cet instrument.

XII. *Nouveau couteau symphysien.* M. Maygrier vient encore de faire fabriquer un nouveau couteau pour la section du fibro-cartilage inter-pubien, dans l'opération de la symphyséotomie.

XIII. *Seigle ergoté contre la leucorrhée.* Depuis l'impression de la note V (*voy.* pag. 586), nous avons lu dans un Journal de médecine (*Annali universali di medicina, etc.*) huit observations, rapportées par le docteur *L. G. Bazzoni*, lesquelles viennent à l'appui de celles du docteur Marshall-Hall et des nôtres. Ces huit observations sont celles de huit femmes chez lesquelles le seigle ergoté administré à la dose d'un demi-gros par jour, en poudre ou en décoction et en quatre prises, a triomphé de leucorrhées plus ou moins anciennes et plus ou moins abondantes. Chez presque toutes les malades la première dose a suffi pour amener la guérison. Une seule malade n'a pas été complètement guérie; elle avait une maladie organique de l'utérus.

XIV. *Souffle placentaire.* M. le docteur Monod a publié, dans le *Répertoire médical*, août 1831, un mémoire dans lequel il expose toutes les recherches qu'il a faites sur le souffle placentaire.

D'après M. Monod, *le bruit de soufflet est un phénomène dont l'existence est constante dans l'état normal, à dater du quatrième mois de la grossesse, et qu'on peut toujours entendre, quelle que soit la position du placenta, lorsque l'utérus a tout-à-fait dépassé le détroit supérieur.*

Voici les conclusions par lesquelles M. Monod termine son travail.

« 1° Le bruit de soufflet utérin n'existe que dans la grossesse, et il dépend de la circulation placentaire.

» 2° Dans l'état normal il se développe à quatre mois, et persiste jusqu'à l'expulsion du fœtus;

» 3° Il est régulier et constant : des irrégularités bien tranchées dans sa production, et à plus forte raison son absence complète, doivent être regardées comme des exceptions qui indiquent presque toujours, soit une maladie, soit la mort de l'œuf;

» 4° L'exploration du cœur fœtal est peu utile, et ne doit être considérée que comme complément de celle du souffle placentaire;

» 5° Le souffle placentaire fait découvrir l'existence de la grossesse; il contribue aussi à faire connaître l'époque de la gestation. Dans ces deux circonstances, son exploration peut presque toujours dispenser du toucher;

» 6° Le souffle placentaire donne des notions exactes sur la vie du fœtus;

» 7° Il est à croire, qu'à son aide, on parviendra à reconnaître les principales maladies du placenta;

» 8° Le souffle placentaire sert à déterminer, d'une manière bien précise, le lieu de l'insertion du placenta. Les lumières que puisera l'accoucheur dans cette exploration, pourront déterminer la conduite qu'il tiendra pendant le travail;

» 9° Le souffle placentaire peut donner des notions exactes sur les grossesses bipares et les grossesses extra-utérines. »

Nous nous plaisons à rendre justice à M. Monod; son travail est celui d'un homme instruit et qui a beaucoup observé; cependant nous ne partageons pas toujours son opinion. Par exemple, M. Monod n'aurait peut-être pas dû dire *que l'exploration du cœur fœtal est peu utile, et ne doit être considérée que comme complément du souffle placentaire.* Il s'est peut-être aussi beaucoup avancé en disant *que l'exploration du souffle placentaire peut presque toujours dispenser du toucher*, etc.

TABLE DES MATIÈRES.

PREMIÈRE PARTIE.

PREMIÈRE SECTION.

ANATOMIE

des organes de la femme qui servent à la génération, à la grossesse et à l'accouchement.

DES PARTIES DURES.

DES PARTIES MOLLES.

DES VICES DE CONFORMATION DES PARTIES GÉNITALES EXTERNES.

DES PARTIES GÉNITALES INTERNES.

DES VICES DE CONFORMATION DES PARTIES GÉNITALES INTERNES.

DEUXIÈME SECTION.

PHYSIOLOGIE

des organes de la génération.

TROISIÈME SECTION.

PARTIE PRATIQUE.

ACCOUCHEMENS CONTRE NATURE.

DES CAUSES QUI PEUVENT RENDRE L'ACCOUCHEMENT CONTRE NATURE (du côté de l'enfant).

DES VICES DE CONFORMATION ET DES MALADIES QUI PEUVENT RENDRE L'ACCOUCHEMENT CONTRE NATURE (du côté de la mère.)

DE LA MANOEUVRE.

DES ACCOUCHEMENS CONTRE NATURE.

ARTICLE PREMIER.

ARTICLE II.

Des accouchemens qui réclament l'emploi des instrumens mousses.

ARTICLE III.

ARTICLE IV.

PLANCHES LITHOGRAPHIÉES.

DEUXIÈME PARTIE.

MALADIES DES FEMMES.

CHAPITRE Ier.

MALADIES DE LA PUBERTÉ.

CHAPITRE II.

MALADIES DE LA GROSSESSE.

LÉSIONS DES ORGANES DE LA DIGESTION.

LÉSIONS DE LA CIRCULATION.

LÉSIONS DE LA RESPIRATION.

LÉSIONS DE LA LOCOMOTION.

LÉSIONS DES SENS.

DES MALADIES QUI ONT POUR SIÉGE LES ORGANES DE LA GÉNÉRATION ET LE PRODUIT DE LA CONCEPTION.

CHAPITRE III.

MALADIES DE L'ACCOUCHEMENT.

CHAPITRE IV.

MALADIES DE LA LACTATION.

CHAPITRE V.

MODIFICATIONS A APPORTER DANS LE TRAITEMENT DES MALADIES DURANT LA GROSSESSE.

TROISIÈME PARTIE.

MALADIES DES ENFANS.

CHAPITRE Ier.

DES VICES DE CONFORMATION QUE L'ENFANT PEUT APPORTER EN NAISSANT.

DES ADHÉRENCES CONTRE NATURE.

DES DIVISIONS CONTRE NATURE.

DE L'EXCÈS DE PARTIES.

DU DÉFAUT DE PARTIES.

DES DÉVIATIONS DE PARTIES.

CHAPITRE II.

DES MALADIES QUE L'ENFANT PEUT APPORTER EN NAISSANT.

CHAPITRE III.

DES MALADIES QUI PEUVENT ÊTRE LE RÉSULTAT DE L'ACCOUCHEMENT.

CHAPITRE IV.

DES MALADIES QUI PEUVENT SE MANIFESTER PEU DE TEMPS APRÈS LA NAISSANCE.

FIN DE LA TABLE DES MATIÈRES.

ERRATA.

Page 22. Ligne 11..., entre ces deux membres. — *Lisez* entre ces deux membranes.

Page 23. Ligne 29..., transmettre les urines en dehors. — *Lisez* transmettre les urines au dehors.

Page 30. Ligne 11..., de vaisseaux lymphatiques et de nerfs. — *Lisez* de vaisseaux lymphatiques, de glandes et de nerfs.

Page 45. Ligne 21..., par la saillie du ventre au devant. — *Lisez* par la saillie du ventre en devant.

Page 144. Ligne 9..., preuves de son existence. — *Lisez* preuves de leur existence.

Page 175. Ligne 13..., elle comprend les côtes de la tête, etc. — *Lisez* elles comprennent les côtés de la tête, etc.

Page 182. Ligne 18..., dans des parties de la mère. — *Lisez* dans les parties de la mère.

Page 211. Ligne 19..., planche 15. — *Lisez* planche 23.

Page 224. Ligne 6..., qu'on obtienne par elle. — *Lisez* qu'on obtint par elle.

Page 228. Ligne 33..., c'est qu'alors les articulations postérieures du bassin acquièrent, etc. — *Lisez* ont acquis.

Page 233. Ligne 9..., celui de M. Physick. — *Lisez* celle de M. Physick.

Page 354. Ligne 11..., lorsque la dysenterie est très ancienne. — *Lisez* lorsque la diarrhée est très ancienne.

Page 393. Ligne 8..., page 136. — *Lisez* page 386.

Page 466. Ligne 10..., par la distinctement. *Lisez* parla distinctement.

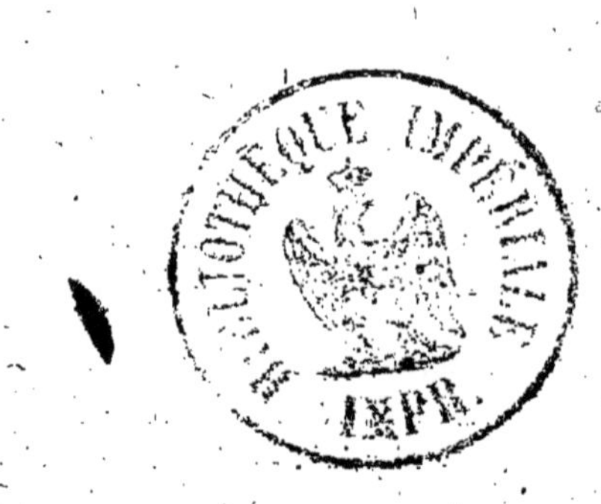

www.ingramcontent.com/pod-product-compliance
Ingram Content Group UK Ltd.
Pitfield, Milton Keynes, MK11 3LW, UK
UKHW012047240726
13965UKWH00003B/1104

9 782013 563482